著者：徳田 安春
序文：日野原 重明

医師が沈黙を破るとき

平安山英盛・日野原重明との鼎談付き

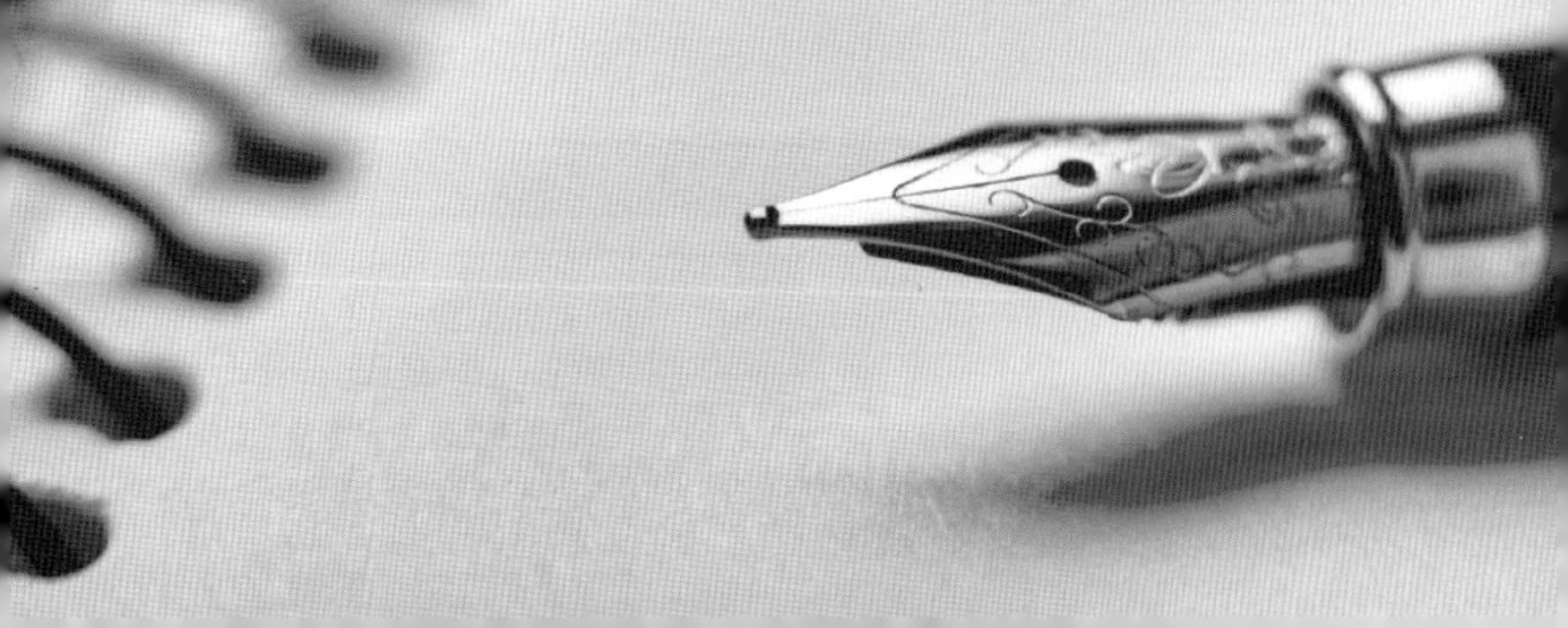

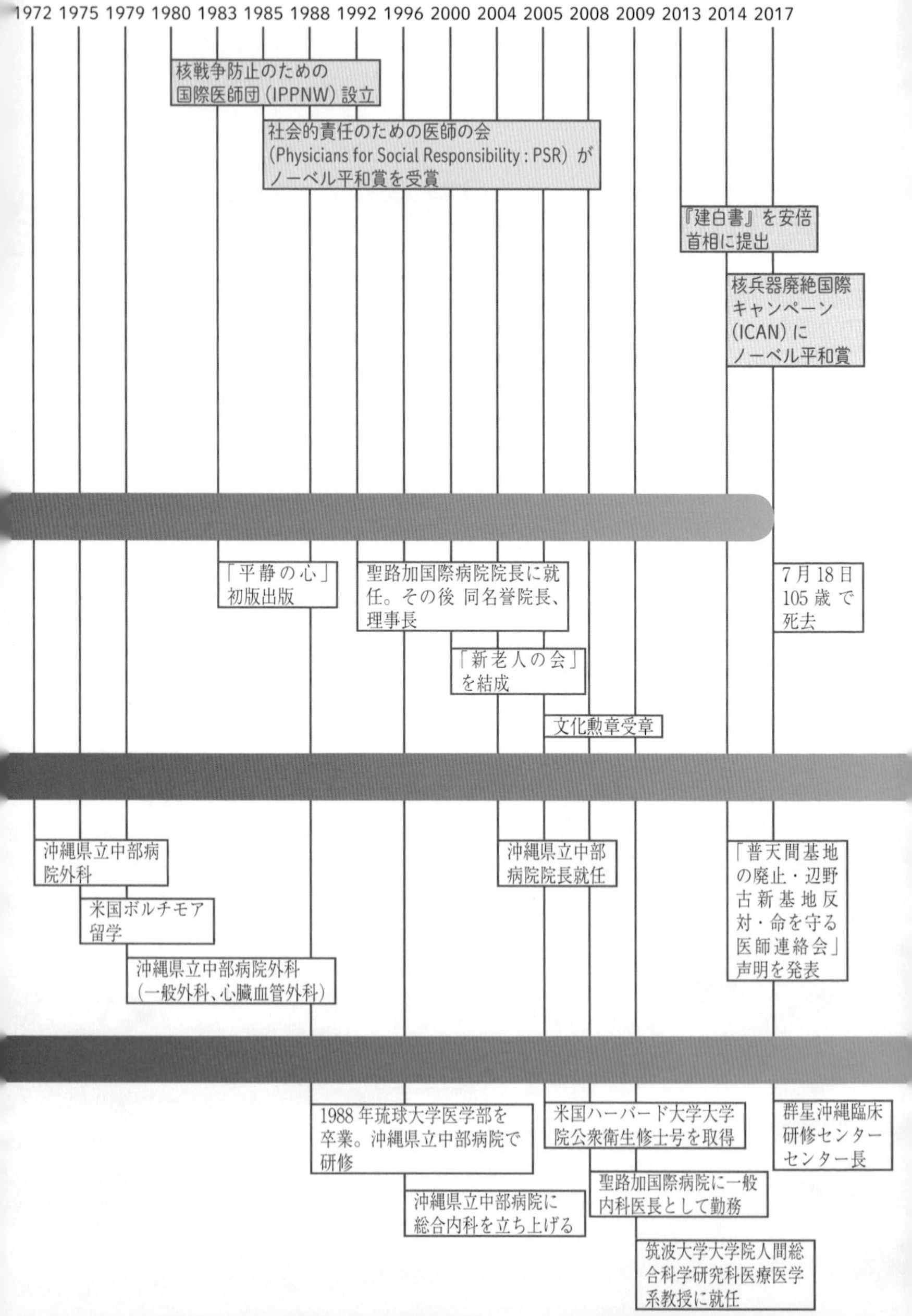
1972 1975 1979 1980 1983 1985 1988 1992 1996 2000 2004 2005 2008 2009 2013 2014 2017
核戦争防止のための国際医師団（IPPNW）設立
社会的責任のための医師の会（Physicians for Social Responsibility : PSR）がノーベル平和賞を受賞
『建白書』を安倍首相に提出
核兵器廃絶国際キャンペーン（ICAN）にノーベル平和賞
「平静の心」初版出版
聖路加国際病院院長に就任。その後 同名誉院長、理事長
「新老人の会」を結成
文化勲章受章
7月18日105歳で死去
沖縄県立中部病院外科
米国ボルチモア留学
沖縄県立中部病院外科（一般外科、心臓血管外科）
沖縄県立中部病院院長就任
「普天間基地の廃止・辺野古新基地反対・命を守る医師連絡会」声明を発表
1988年琉球大学医学部を卒業。沖縄県立中部病院で研修
沖縄県立中部病院に総合内科を立ち上げる
米国ハーバード大学大学院公衆衛生修士号を取得
聖路加国際病院に一般内科医長として勤務
筑波大学大学院人間総合科学研究科医療医学系教授に就任
群星沖縄臨床研修センターセンター長

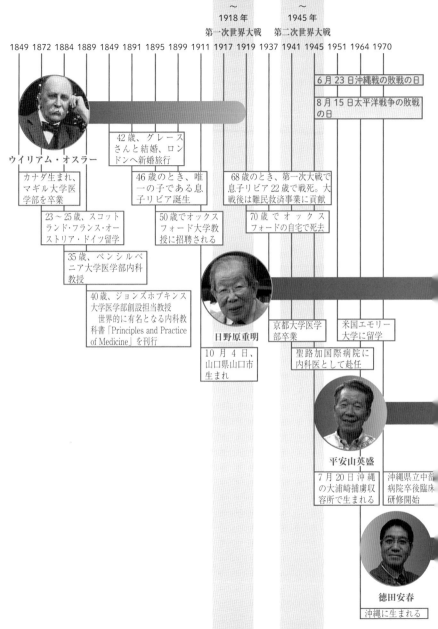

1914年〜1918年 第一次世界大戦

1939年〜1945年 第二次世界大戦

1849 1872 1884 1889 1849 1891 1895 1899 1911 1917 1919 1937 1941 1945 1951 1964 1970

6月23日沖縄戦の敗戦の日

8月15日太平洋戦争の敗戦の日

ウイリアム・オスラー

- カナダ生まれ、マギル大学医学部を卒業
- 23〜25歳、スコットランド・フランス・オーストリア・ドイツ留学
- 35歳、ペンシルベニア大学医学部内科教授
- 40歳、ジョンズホプキンス大学医学部創設担当教授　世界的に有名となる内科教科書「Principles and Practice of Medicine」を刊行
- 42歳、グレースさんと結婚、ロンドンへ新婚旅行
- 46歳のとき、唯一の子である息子リビア誕生
- 50歳でオックスフォード大学教授に招聘される
- 68歳のとき、第一次大戦で息子リビア22歳で戦死。大戦後は難民救済事業に貢献
- 70歳でオックスフォードの自宅で死去

日野原重明

- 10月4日、山口県山口市生まれ
- 京都大学医学部卒業
- 聖路加国際病院に内科医として赴任
- 米国エモリー大学に留学

平安山英盛

- 7月20日沖縄の大浦崎捕虜収容所で生まれる
- 沖縄県立中部病院卒後臨床研修開始

徳田安春

- 沖縄に生まれる

目次

プロローグ

沖縄生まれの沖縄育ち。地元の大学医学部を卒業し、私の医師としての研修は、沖縄県立中部病院で始まりました。総合診療を専門にしています。

途中、数年間は関東を中心に活動しました。そこで、平和について関心を持ち、人々と議論していくきっかけを与えてくれたのは故日野原重明先生（聖路加国際病院元院長）でした。

ある会で、私は日野原先生に「お聞きしたいことがひとつあります。世界の人々の健康のために最も重要なことは何ですか？」私はそれまで医学や疫学の勉強をしていましたので、たぶん感染症、タバコや肥満などの話が出るのではと思っていました。

日野原先生は「戦争をさせないことです」と言いました。私は衝撃を受けました。沖縄生まれの沖縄育ちにもかかわらず、私には全くその視点が抜けていたのです。それ以降、平和活動について関心を持つようになりました。

２０１７年からは沖縄にもどり、その視点で同時代をみると、平和を考えることは医師にとり重要であるとわかってきました。医師にとって最も重要な資質は共感力と慈悲の心である、と若い医師や医学生に話しています。また、医師だけでなく、みんなが他の人々への共感力と慈悲の心を必要としています。個人や地域、国が平和で繁栄するためには、お互いの歴史を知り、その人々への共感力と慈悲の心を高めて維持することが必要です。

この本で多くの人々が平和を考えるきっかけになれば幸いです。

対談をお受けしてくださった平安山英盛先生と故日野原重明先生に心より御礼を申し上げます。日野原先生との対談は、生前での日野原先生との語り合いを聞き書きし、まとめたものです。平和と命についての考察を深めるための資料をたくさんお送りくださった伊藤真美先生と竹内由紀子先生と、この本を出すために尽力なさったカイ書林の皆様にお世話になりました。特に、竹内由紀子先生と山口研一郎先生からは編集作業で多くの助言をいただきました。心より御礼を申し上げます。

２０２０年２月吉日　徳田安春

著者紹介

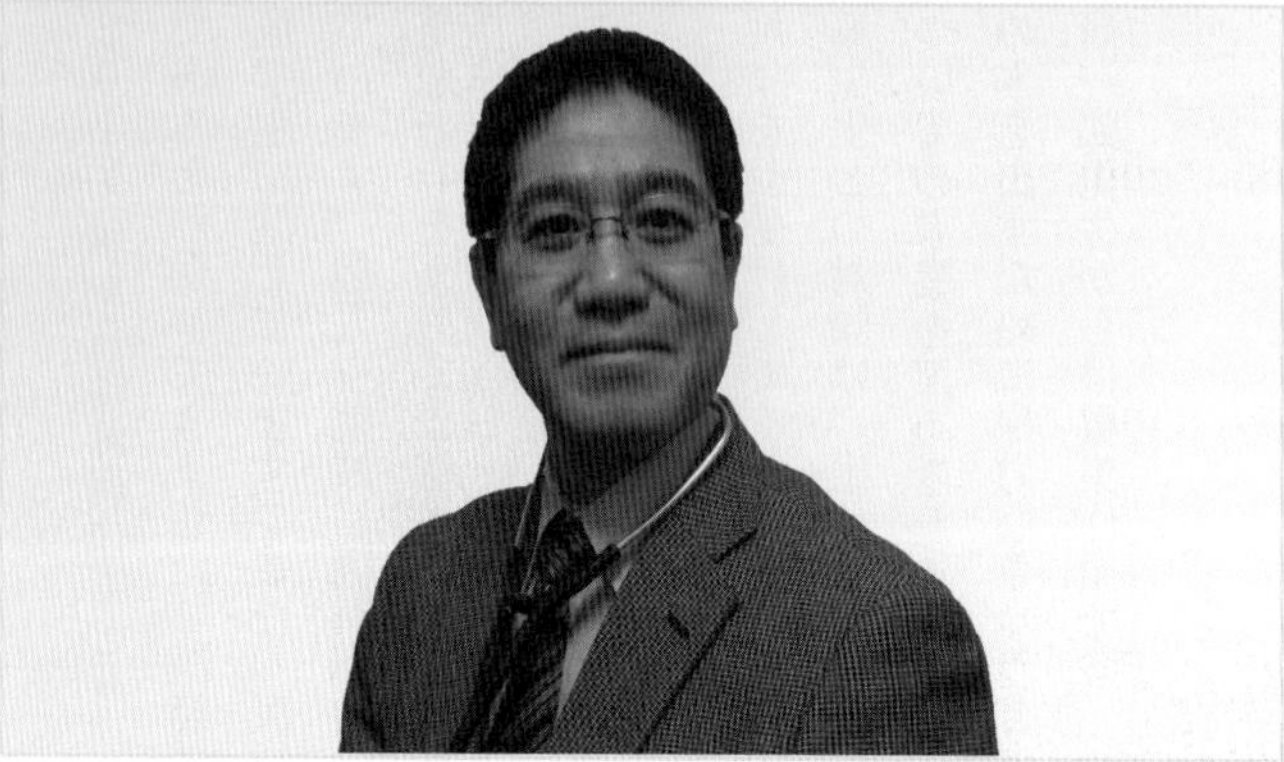

徳田安春先生 プロフィール

1988年琉球大学医学部を卒業。沖縄県立中部病院での臨床研修ののち、院内で総合内科を立ち上げました。

黒川清先生との出会いがきっかけとなり、ハーバード大学School of Public Healthに留学し、2005年に米国ハーバード大学大学院公衆衛生修士号を取得。

帰国後は、聖路加・ライフサイエンス研究所臨床疫学センター副センター長、筑波大学大学院 人間総合科学研究科 医療医学系教授、JCHO独立行政法人 地域医療機能推進機構本部 研修センター長などを歴任。

2017年からは、群星沖縄臨床研修センター　センター長として、ふるさとの沖縄に軸足を戻し、活躍しています。

また、NHKの「総合診療医ドクターG」や、診療主役型の臨床実習「闘魂外来」でご存知の方も多いと思います。

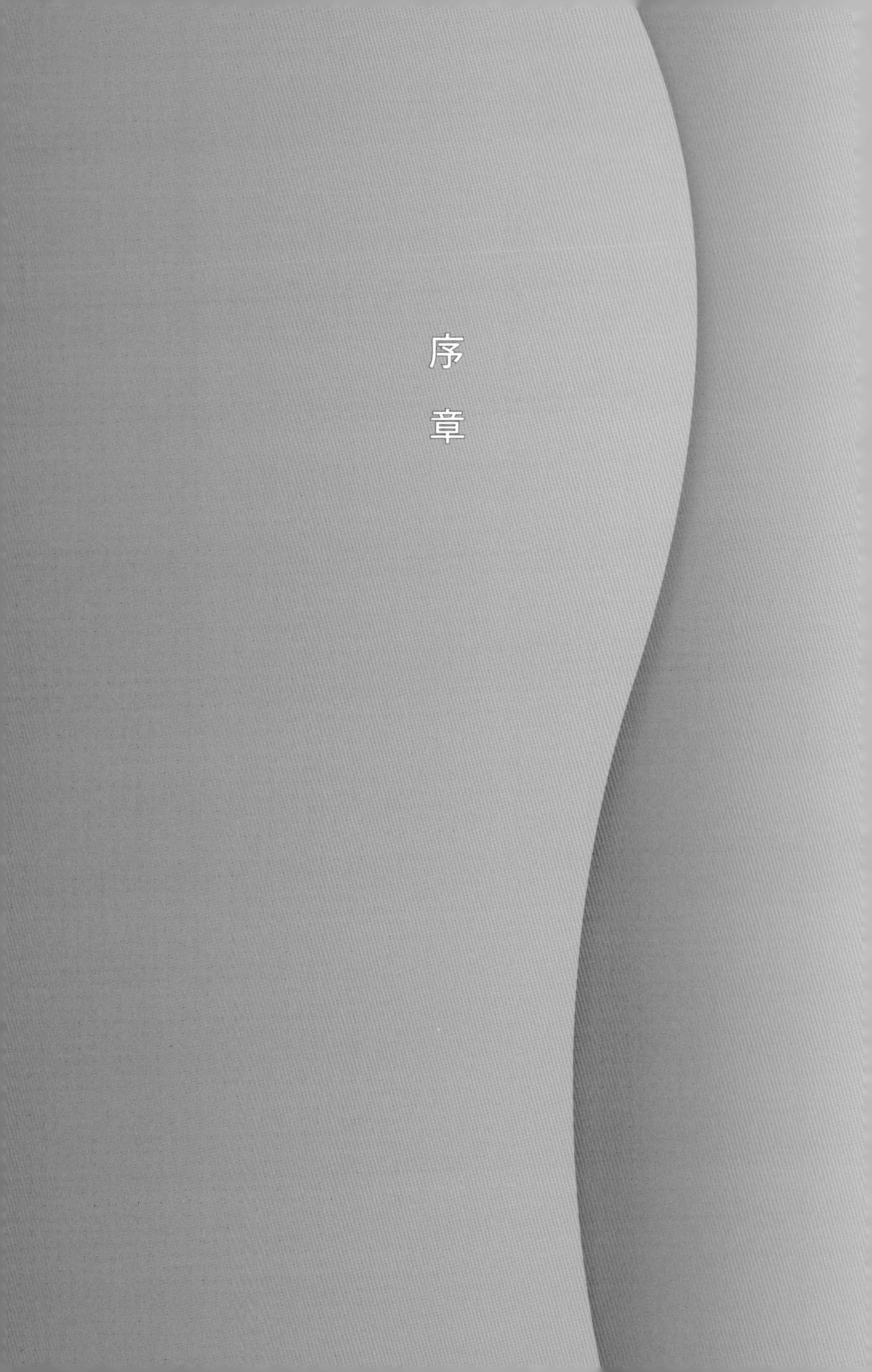

序章

沈黙を破るメッセージ

日野原先生との最後の面談のときに、私はある質問をしました。「われわれ医師が、グローバル規模で行うべきことで、最も重要なことは何ですか？」私は公衆衛生や予防医療とか、そういうことばかりを想定していました。どのように予防医療を展開するか、運動不足、糖尿病、肥満、これらを抑えることです。そういう答えが出てくるのかと思っていました。ところが日野原先生のお答えはこうでした。

「**それは戦争をさせないことです**」。

私にとってこれは衝撃でした。戦争の予防はまったく私の思考から抜けていたのです。医師の活動の中で戦争をさせないことが最も重要だ。このことを、沖縄出身である私は医師になってからこれまで意識してこなかった。とても反省させられました。

□序章　日野原重明先生からの遺言メッセージ

戦時中、聖路加国際病院には空襲はなかったのですが、日本軍の憲兵隊などが来て、「チャペルの上の十字架を切れ」と言いました。そして病院の基礎の中に、「この病院は神の栄光のために、そして人々の福祉のためにできた病院です」と記された礎石がありました。その礎石を憲兵隊が取れというのです。でもそんなことはできないでしょう。仕方なしに私たちは病院の礎石の上に御影石を敷いて貼り付けて隠してしまった。聖路加国際病院という名前はよくないので、「大東亜中央病院」という名前に変えられました。空襲のとき、この病院だけはまともに焼夷弾は来ないで助けられたのは、当時の私は、それはキリスト教の病院だから米軍が遠慮したのだと思いました。しかし占領時に米国は軍病院にしたいということがあったからということが後になってわかりました。

病院が米軍に接収されたあと、私は病院長に会って、私はここで働いているのだけれど、図書室に入るパスをくださいと言いました。若干の時間でも図書室に行って、どういう医学が米国にはあるのかを知りたいと希望しました。すると院長は私に特別なパスをくれました。私は図書室に出入りをして、米国医学は今までのドイツ医学とは違う、すばらしい医学であるということを発見したのです。

私は米国医学を日本の学会に紹介しなければならないという使命感を覚えました。そして、「アメリカ医学」という月刊雑誌を出版して、日本人医師の教育に取り組むようになったのです。
それはたいへんでしたが、やりがいのあることでした。そういうことを知りながら、戦後しばらくは、病院に泊まり込んで、生活をしたのを覚えています。日本の医学を盛り立てようと一生懸命やりました。でも、医者だけではなく、病院に残った職員全員で一致してやろうという気力が皆の中に起こりました。
後から思うと、よくやったなあという気持ちでした。

戦争というものは人の心を殺すものです。戦争は人のいのちを奪うことです。人間に与えられたいのちを、粗末にすることなのです。

戦後の日本は軍隊を持たないと宣言したにもかかわらず、自衛隊ができました。今後米国が行くところに、自衛隊も行って一緒に戦争をする可能性があります。日本国は自己矛盾を持ってしまいました。この敗戦を機会に、世界に平和の国であるということを宣言して、日本は本当に存在理由があったのだけれど、また戦争に関与する自衛隊をつくってしまった。今の私たち自身の心が裂けるような思いです。私はここで本当の憲法を子どもにも教えて、日本こそ平和の国にならなくてはなりません。

将来の日本を作る子どものために憲法の本当の意味を教えるべきです、お互いに許し合うということがあれば、いじめはなくなります。私は小学校に毎月1回、「いのちの授業」をしに回っていたのも、そのためでした。

第1章　平和といのち

第1章　平和といのち

私（徳田　安春）は日野原先生と3年ほど一緒に仕事をしました。沖縄を飛び出して、日野原先生に弟子入りをしました。一緒に全国のいろいろな講演に付いて参りました。たいていは私が前座（ぜんざ）・・・演芸場で本格的芸人の前に出る者）で、日野原先生が後に登場されて講演をしました。多くは一般向けの、「新老人の会」での健康づくり、あるいは看護師さん向けの身体診察などがテーマでした。平和といのちに関する講演会では、日野原先生からたいへんつらい思いをされた戦争前後のお話を何度もお聞きしました。　その講演では平和を愛したオスラー先生の話が必ず出てきました。ここで日野原先生がオスラー先生を発見した状況についてみてみましょう。

□日野原先生がオスラー先生を発見したのは敗戦直後であった

日野原先生は1931年から41年に京都大学に在籍しました。医学部そして大学院におられましたがその間結核に罹患しました。自分は戦争には行かなかったが、戦争でけがをした人たち、あるいは民間の方々を助けてあげたいということで、聖路加国際病院に勤務するようになりました。1941年の夏でした。その年に太平洋戦争が勃発しました。1941年12月8日に真珠湾攻撃が行われたのです。聖路加国際病院は、もともとトイスラー先生という米国人の医師が作った病院です。当時から米国人の医師や医療関係者の方々が大勢働いていて、最新の医療技術が導入されていました。そのような背景もあって、日野原先生はたいへん複雑な心境だったと思います。周囲には米国の優秀な、非常に教育に熱心な先生方や、たいへん協力的な医療関係者の方々が来られて、病院の中のチームメンバーとして一緒に患者さんのケアをされている。一方で、米国と日本は戦争になってしまう。こういう状況が、今でいう研修医1年目のときの日野原先生を襲っていたのです。

聖路加国際病院に医学図書室が設置されて、日野原先生が発見したのがオスラー先生の論文や教科書でした。いろいろな有名医学雑誌でオスラー先生の名前が頻出します。「一体この人は何者だろう！」と感じました。

そんなとき、元首相の幣原喜重郎の病状往診も聖路加国際病院が行いました（**ボックス1**）。そのとき日野原先生が担当医に抜擢されました。1945年ですから、聖路加国際病院に来られて4年目です。今でいうチーフレジデントです。その日野原先生は院長と一緒に総理大臣経験者の往診に同行しました際に積極的に勉強したいということを院長先生に言ったことが、オスラー先生の本を入手するきっかけになりました。そのときにバワーズ院長が持っていた本を日野原先生が借りました（**ボックス2**）。のちに日本語版で「平静の心」と呼ばれることになるこの本が日野原先生によって出版されます。この本を読んだときの日野原先生の衝撃はたいへん大きかったのです。

ボックス1　幣原喜重郎（しではら きじゅうろう）さんの往診を担当：1945年

・肺炎
・往診で治療
担当医
日野原先生
バワーズ先生
（陸軍病院長）

日野原先生
　オスラー先生の本を院長に希望

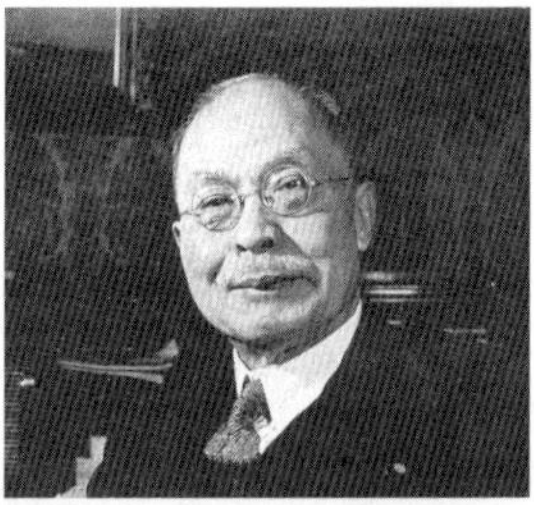

ボックス2　オスラー先生の本を入手！

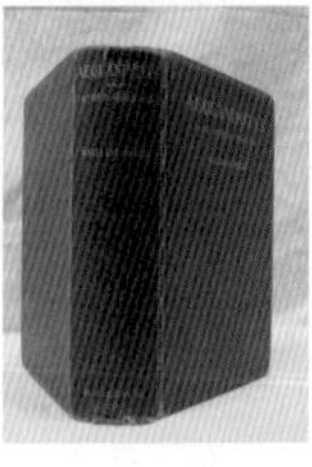

Aequanimitas

第1版：1904
第2版：1906
第3版：1932

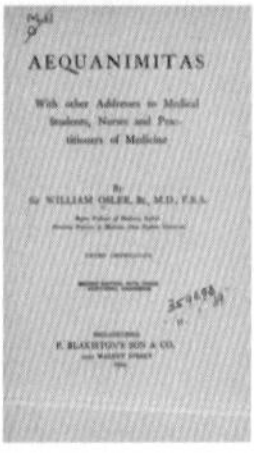
AEQUANIMITAS
With other Addresses to Medical Students, Nurses and Practitioners of Medicine
By Sir WILLIAM OSLER, Bt., M.D., F.R.S.
P. BLAKISTON'S SON & CO.

□オスラー先生物語

■臨床医学の父

オスラー先生の墓碑銘には、「臨床医学の父」と記されています（**ボックス3**）。オスラー先生が亡くなった1919年は約100年前になります。オスラー先生の墓碑銘にはこう書かれています。「医学生を講義室からベッドサイドへ解放した」。オスラー先生が医学教育改革をする前のアメリカは、座学中心でした。オスラー先生は自ら学生と一緒に患者さんを診にいって、診察をして、触診をして、その場でじっくり考える。ずっとベッドサイドにいたと言われます。学生と一緒に考え、患者さんの気持ちを聞き、必要な問診をする。理想的なベッドサイド教育を始めました（**ボックス4**）。

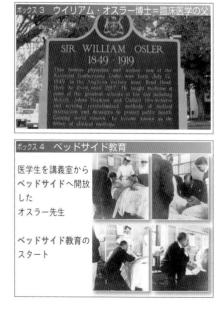

ボックス3　ウイリアム・オスラー博士＝臨床医学の父

ボックス4　ベッドサイド教育

医学生を講義室から**ベッドサイド**へ開放した
オスラー先生

ベッドサイド教育のスタート

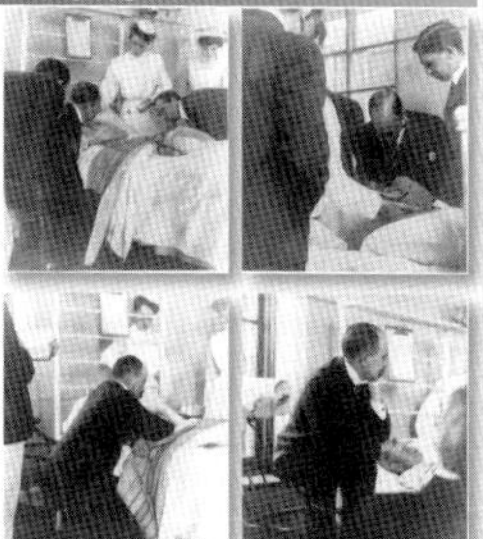

■箴言集

いろいろな名言、クリニカルパール*を遺されています。欧米の講演会に参加すると、多くの医師がオスラー先生の言葉を引用したスライドを供覧します。なかでも私が好きなのが、この名言です。

「患者さんがどんな病気を持っているかではなく、この病気を持つ患者さんはどういう人かを知ることのほうがはるかに重要である」（ボックス5）。

■医学への貢献

医学でも大きな貢献をされました。（ボックス6）は有名なオスラー結節です。心臓の内膜である弁に菌がついて感染を起こし、全身に転移感染を起こす感染性心内膜炎という病気があります。そのときに見られる結節です。

ボックス5　オスラー先生の名言

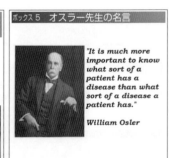

"It is much more important to know what sort of a patient has a disease than what sort of a disease a patient has."

William Osler

ボックス6　オスラー結節（心内膜炎でみられる有痛性結節）

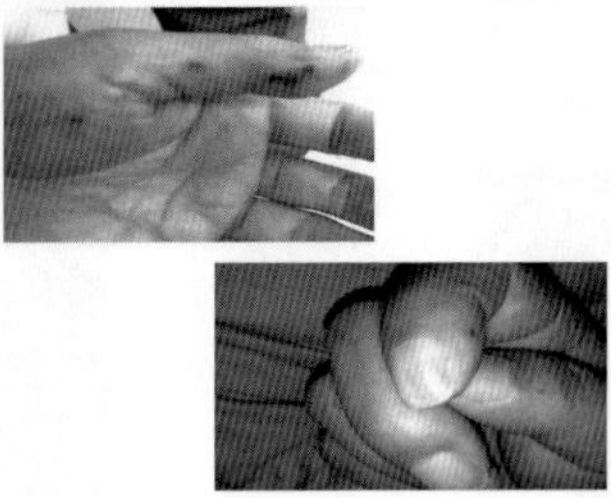

＊クリニカルパール：優れた臨床医であった先人が残したとくに重要な事項を臨床的叡智

■教科書を刊行

オスラー先生は、世界初の本格的な医学教科書「医学の原理と実践」（ボックス 7）を出版しました。今でもこの本の中の記述が役に立ちます。例を挙げます。急性心筋梗塞はいのちにかかわる病気です。心臓を栄養する冠動脈が詰まる。ただ症状は常に典型的とは限りません。胸痛、冷汗、嘔吐が3大症状と普通の教科書には書かれています。オスラー先生の教科書には、「この3大症状の1つだけの患者さんもいる。胸痛だけ、吐き気だけ、冷汗だけという急性心筋梗塞もある。原因不明の吐き気、原因不明の冷や汗の場合、急性心筋梗塞も必ず考える」という診断の落とし穴が明記されています。このような教科書は実践に役立ちますし、患者さんのためにもなります。

■オスラー先生の生涯

オスラー先生のことをよく知りたいと思った若き日の日野原先生は、（ボックス 8）の「オスラー先生の生涯」という本も手に

ボックス 7　Principles and Practice of Medicine

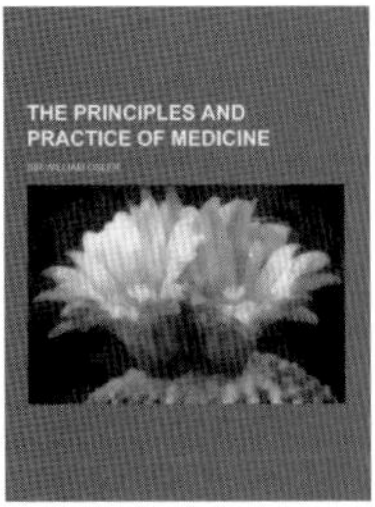

ボックス 8　Life of Sir William Osler

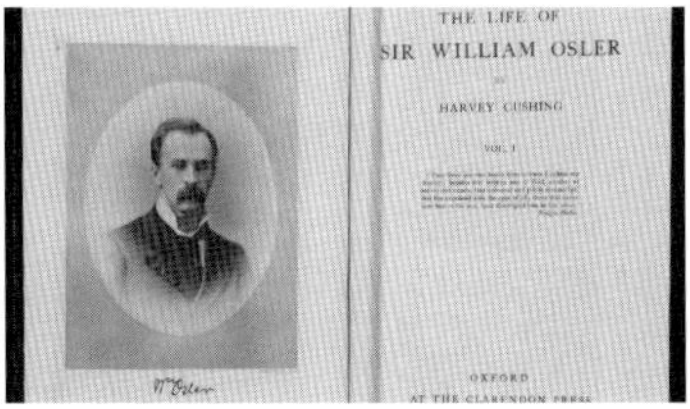

入れることができました。この本はオスラー先生の弟子のハーヴェイ・クッシング先生が書いた本です。この本も大変すばらしかったので、日野原先生はこの本の日本語版も出版しました。「医学するこころ―オスラー博士の生涯」（1948）です。この本は、初刷りでは、「アメリカ医学の開拓者―オスラー博士の生涯」という題名でした。その後改訂されて文庫本になって現在は岩波書店から刊行されています（**ボックス 9**）。この本を読むと、人間としてのオスラー先生の生涯を理解することができます。オスラー先生の生き方そのものを弟子がよく観察して書いたこの本の中に、オスラー先生の知られざる側面があったのです。その中から重要なポイントを抽出し年表にしました（**ボックス 10**）。

　オスラー先生は、1849年にカナダに生まれました。そして モントリオールにあるマギル大学医学部を卒業後、23歳から25歳にヨーロッパに留学しています。当時、ヨーロッパは医学研究でも医学教育でも進んでいて、アメリカとカナダは遅れていました。オスラー先生は、スコットランド・フランス・オースト

ボックス 9　日野原先生　1948 年「オスラー博士の生涯」を出版

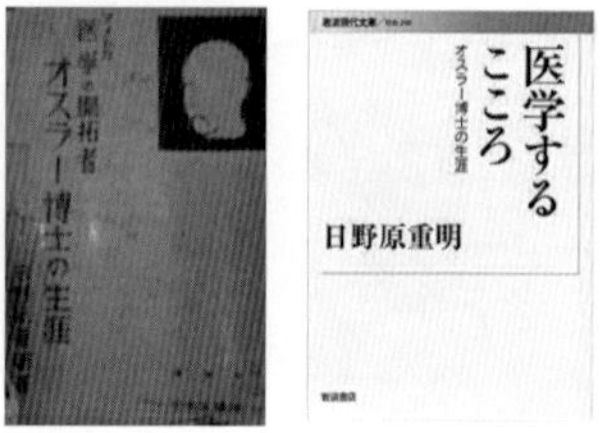

ボックス 10　ウイリアム・オスラー先生

1849年	カナダ生まれ、その後マギル大学医学部を卒業
23 ～ 25歳	スコットランド・フランス・オーストリア・ドイツ留学
26歳	マギル大学生理学講師
35歳	ペンシルベニア大学医学部内科教授
40歳	ジョンスホプキンス大学医学部創設 担当教授 世界的に有名となる内科教科書を刊行
42歳	グレースさんと結婚、ロンドンへ新婚旅行
46歳	**唯一の子である息子リビア誕生**
50歳	オックスフォード大学教授に招聘される
68歳	**第一次大戦で息子リビア 22 歳で戦死**
70歳	大戦後は難民救済事業に貢献 1919 年、オックスフォードの自宅で死去

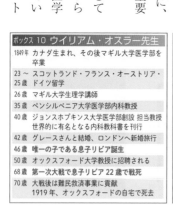

リア・ドイツに留学しました。このなかでも、スコットランドでのオスラー先生の研修経験は非常にインパクトがありました。同じ英国でも、スコットランドはイングランドとは違います。医学教育では有名なダンディ大学があるスコットランドはユニークな場所です。ダンディ大学のような医学教育で世界の最先端を行くところはどういうところか、私は聖路加国際病院にいたころスコットランドに行ってみました。そこでダンディ大学を訪問し、その実態を見学しました。スコットランドは、ベッドサイドティーチング*の発祥の地だったのです。

ベッドサイドティーチングをアメリカに持ち込んだのがオスラー先生でした。カナダ人であるオスラー先生が、スコットランドで学んだことをアメリカに伝えたのです。スコットランドは有名なハーデン先生などを輩出しています。ハーデン先生は今では医学教育の父と言われ、ポートフォリオ**やオスキー（ＯＳＣＥ***）を教育に世界で初めて導入した先生です。今では普通に医学教育に使われていますが、それを世界最初に提案し実行した方です。

話をオスラー先生に戻します。ベッドサイドティーチングがいかに重要かが分かっ

*ベッドサイドティーチング：医学生を病室の患者の前に連れて行き、教授が患者を診察しながら医学生に指導をすること
**ポートフォリオ：学習の過程や成果などの記録を、計画的にファイル等にためておくこと
***オスキー（OSCE）：医学部、歯学部、獣医学部、6年制薬学部の学生が、臨床実習を行う臨床能力を身につけているかを試す実技試験

たオスラー先生は、その後ヨーロッパでは医学研究を学び、26歳でマギル大学に生理学の講師として帰りました。35歳でペンシルベニア大学医学部内科教授になりました。40歳のときジョンスホプキンス大学に医学部をつくるので手伝ってほしいという話があり、創設担当教授に就任し、そのデザインを任されました。現在でもジョンスホプキンス大学の先生方のお話を聞くと、オスラー先生の哲学が残っていることがわかります。

42歳になってグレースさんと結婚し、ロンドンに新婚旅行に行きました。そして、オスラー先生にとり最も嬉しかったことすなわち、息子リビアが誕生しました。それまで学問、研究、教育に多忙なオスラー先生は、リビアが生まれ、ご家族で楽しく日々を過ごすことができました。

オスラー先生は、その後50歳でオックスフォード大学教授に招聘されました。その18年後、人生の転機が訪れました。オスラー先生が68歳のとき、第一次大戦で息子リビアが22歳で戦死したのです。オスラー先生は深く悲しみました。このときの悲しみが、戦争の残酷さ、平和の重要性、医師が平和といのちについて語ることの大切さ、の土台になったと思います。オスラー先生は、大戦後難民の救済事業に貢献しました。そして今から100年前の1919年に70歳で亡くなりました。

「平静の心」（**ボックス 2**）をご参照ください。原題のアクアニミタスはもともとローマ人の座右の銘です。水のように平らであること、を意味します。この本の第1章の最初の冒頭に、

「医師にとって最も重要な資質とは何か。それは沈着な姿勢、平静の心である」

と書いてあります。これを受けて日野原先生は本書の題名を「平静の心」としたのです。

「沈着な姿勢とは、状況の如何にかかわらず、冷静さと心の落ちつきを失わないことを意味する。」

しかし、これはクールでフラットな心ではありません。水のように静かであると同時に、水面上からではわからない深さがあると私は思います。冷たくてフラットで浅い水たまりではありません。暖かく、静かで、深い、広大な大海原なのです。

■ よど号ハイジャック事件

何回か日野原先生からお聞きしたお話に、よど号ハイジャック事件があります（**ボックス 11**）。日野原先生が日本内科学会に参加するために羽田から福岡空港に向かう途中、その日航機がハイジャックされたのです。犯人グループは北朝鮮に向かうように指示しました。乗客はパニック状態になりました。そのときに、日野原先生は自分自身の脈拍を測定したそうです。日野原先生の脈拍はそのとき毎分約80回でした。ハイジャックの人質になりながらも自分自身

ボックス 11　よど号ハイジャック事件

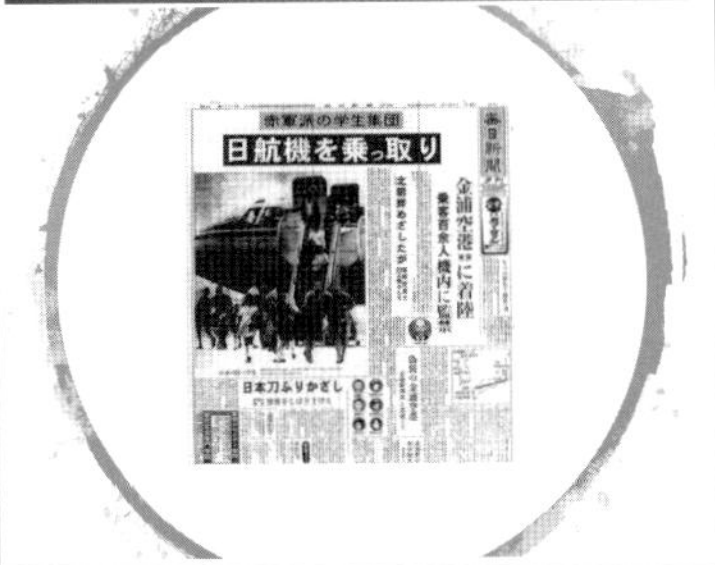
赤軍派の学生集団
日航機を乗っ取り
金浦空港に着陸
北朝鮮めざしたが
日本刀ふりかざし

は「平静の心」を守り、脈拍の上昇も少なかった。この事件では、日野原先生は乗客の不安を取り除くことに尽力され、最終的に人質は全員無事に解放されました。犠牲者はいなかったのです。

■「平静の心」出版

日野原先生が翻訳した「平静の心」は、1983年に出版されました。私も研修医時代に初版を購入しました。買ったときのことは、今も覚えています。私の内科の指導医が、こう言って勧めたのです。「この本は必ずあなたのためになります。今のあなたは全部を読むことはできないが…」。本当にそんな本なのかと思い買いましたが、たしかに読めないのです。歴史や哲学、物語、小説が豊富に展開されており、自分に基礎知識がないことが痛感されました。「平静の心」を読むには若すぎたのかもしれません。そこで私なりに考えた手段は、とりあえず本棚の一番前に置いておこう。読めないけれども本棚に置けば、いずれ読めるようになるだろうと考えました。いろいろな章を少しずつ読んでみました。そして30年が経ち、皆でがんばって、「平静の心」を何とかわかるような形で、「こんなときオスラー」を出版しました。

「平静の心」が優れているのは、原書であるアクアニミタス以上のことも書かれていたからです。それは脚注に書かれていました。「平静の心」は分厚い本ですが、1/3は脚注です。1つ1つの文章の背景、その小説、歴史、哲学書の全ての原書に当たって、オスラー先生はどういうことを言わんとしているのかを、日野原先生はすべて調べて記述したのです。その脚注のレベルが高い日本語版の逆英語翻訳版が、アメリカでも出版されました（**ボックス 12**）。つまりこれは逆輸入です。オスラー先生が医学部を作ったジョンスホプキンス大学の出版社が注目して、英語版にして刊行したのです。

ボックス 12　1983年「平静の心」を出版

15編：アクアニミタス＋3編：他講演集
脚注を合わせた英語版がデューク大から出版

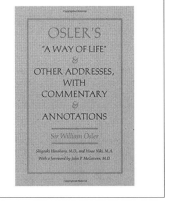

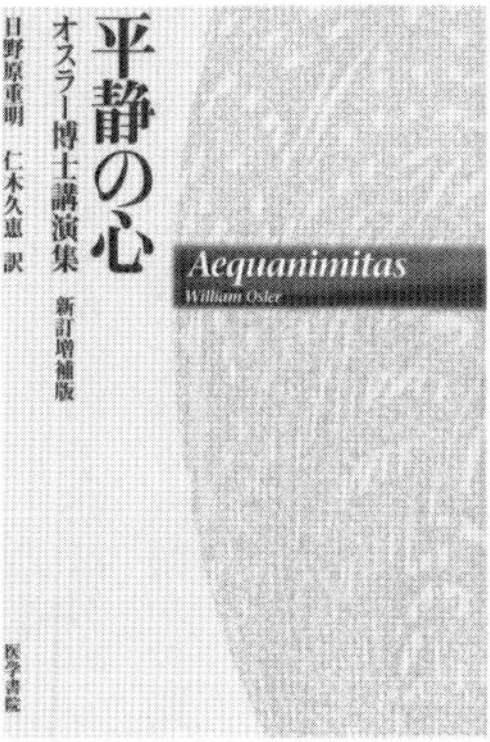

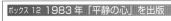

■医師の理想

「医師は病を癒すだけではなく、世の人々に健康の法則を教え、伝染病や疾病の予防に努めるという点で、我々が担う使命は極めて大きく崇高である。こういう主張を掲げて我々医師が世間に挑戦することは、決して無意味なものとは言えまい。」

我々には理想がある。理想を持つこと自体大きな意味があるが、それにもまして、その理想は実現可能なものである。…一般の医師は、世の人々のために熱心に働く。この自己犠牲を伴う献身的な態度が、ひいては立派な仕事の刺激となるのである。」

■困難な時代

オスラー先生が生きた時代は、歴史上最も困難な時代と言われていました。ところがその後に起きた第二次世界大戦はどうでしょうか。第一世界大戦よりはるかに犠牲者は多かった。特に日本はそうです。しかし、今の日本はどうでしょうか。世界からは、日本が再び軍事力の増強を進めているようにみえます。２１世紀になった今も日本はまた困難な時代に向かっているのではないでしょうか。

オスラー先生はこう語っています（平静の心より）

「戦争は魂を粉微塵に吹き飛ばす、という点だけは申し上げておきたい。この大戦において、人間性というすこぶる繊細な感性は、原始的な野蛮行為の波を食い止めるために文明がいかに無能であるか、宗教がいかに無力であるかを知って衝撃を受け、麻痺状態に陥ってしまった。有史以前と以後とを問わず、歴史の頁は黒く塗りつぶされてはいるものの、これほど長期にわたり集中的に行われた受難の時期は、人類史上いまだかつてなかったものである。」

「1916年初頭、私は英国タイムズ紙に次の寄稿文を寄せた。『報復への叫びは、戦争が分別ある人間をも極悪非道な精神状態に突き落とすことを物語っている。私は無抵抗主義ではなく、やむを得ぬ場合には防戦する者だが、どんなに激しい挑発を受けようとも、罪なき者達の血で我々国民の手を染めるべきではないと信ずる。この点に関して、我々は流血の罪を犯してはならない。』」

■夢と勇気

私は日野原先生に弟子入りするために、沖縄から東京に飛び込みました。3年が経過して、筑波大学の地域医療教育センター（水戸協同病院）を立ち上げるために聖路加を離れることになったとき、色紙をいただきました（**ボックス13**）。「夢と勇気」。自分の夢を実現するために勇気をもってチャレンジしなさい。実はこれこそが長寿の秘訣であるとのことです（笑）。日野原先生は毎年新しいことにチャレンジしていました。私が聖路加にいるときには、日野原先生はジョン万次郎の留学したアメリカの家を博物館にする、などいろいろなことにチャレンジしました。詩も書かれました（次頁）。

■日野原先生が達成できなかったこと

日野原先生が達成できなかったことは、自衛隊を世界の災害に対応する部隊にする。これはまだ実現されていません。しかし、これは私たちがやらないといけないと思います。

夢を持ってチャレンジしていくのは長生きの秘訣になるというのですから、人々にお勧めしたいと思います。私も日野原先生のもとで勉強し、3年間勉強した後、お別れの最後の面談のときに、私はある質問をしたのです。

「われわれ医師が、グローバル規模で行うべきことで、

ボックス 13

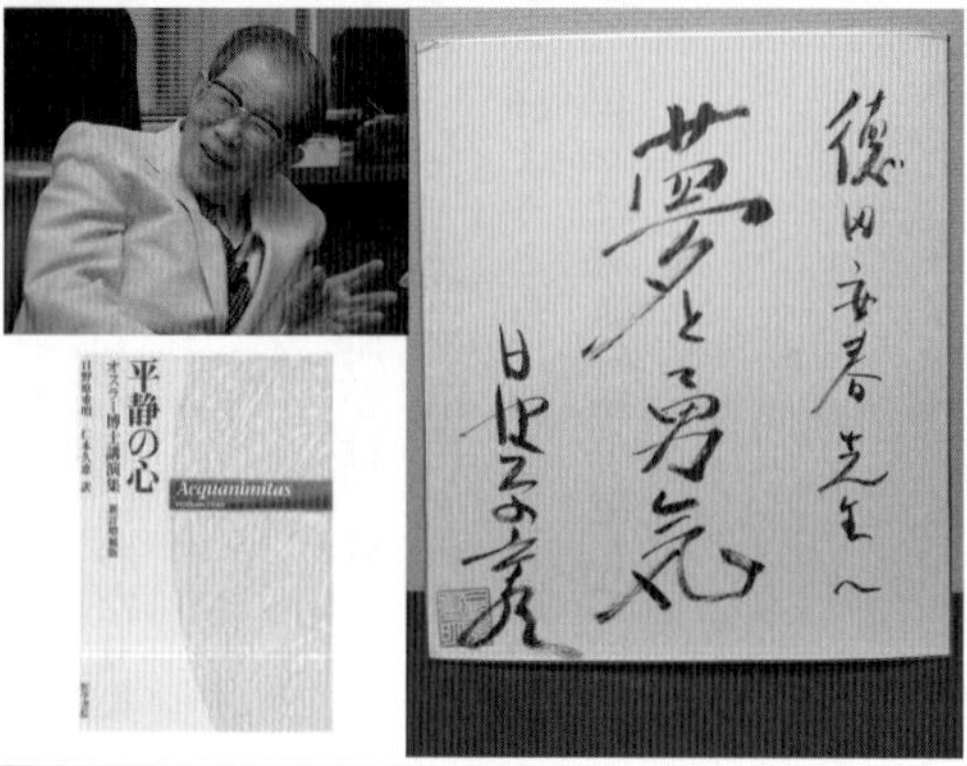

現象と本もの、からだとこころ

—木曽路を往く列車の中で—

日野原重明

朝十時私は列車の窓の外に展開される
青い空　山や森　そして渓流を見下ろ
しながら木曽路を北上している

列車の窓の外に展開される自然や人間の姿
を見る私は
それが存在していると信じる
つまり　現象は見えるものだから
それが存在していることを誰も疑わない

だが　私達の目に写るもの　この現象は実は
眼に見えない本ものの影ではなかろうか
私たちは見える世界に生きている
花が咲いている　樹々の緑が美しく見える
遠くに山々が見える
川に沿った道を二人が寄り添って歩いている
など・・・・・・

これら自然や人間の姿は
視覚を通しての現世に写る現象なのだ
しかし　その現象は本ものの存在の影では
なかろうか
そう考えると
影を作る本もの
それは眼に見えないが
存在意義や存在価値のあるもの
人間をして人間たらしめるもの
それこそは人の生きる意味（raison d'etre）
と言えよう

手は動き　足も歩いている
喉からは歌の音が流れている
だが　それらは現象の一つ一つであり
それをもたらせる「いのち」は眼には見えず
触れられもしない

眼に見えず触れられないものとは何か
風は見えなくても
梢の枝の揺れる現象でその存在は疑えない
私たちの心の中に展開されるもの
価値とか　意味とかは
眼には見えないがあるエネルギーとして
厳然と存在し
影としての現象を生んでいるに違いない

見える自己は影
見えないが存在する心を
私たちは内省し
そこに価値や意味や
恵みをしかと受け止めよう

本当の自己は見えないものだが
宇宙の中のエネルギーに乗って
私たちは生かされている
価値あるもの　意味を持つものの
すべてが神の業

神は善き人にも悪しき人にも差別なく
生きるに必要な雨を降らせ
すべての人に光と熱を与える

眼には見えない
内なる我が心を造りしは
万能の神

その神の業として人間という現象が生まれた
だが　本当のものは眼には見えない

心の糧としての価値や意味は
宇宙からのエネルギーの波として
私たちの見えるからだを動かしている

私たちの身体や行動は見えない我の影なのだ
その影を生む内なる恵みに
私は厳かにうなだれる

生きる価値を尋ねて
私は命の旅を歩いていこう

列車が木曽路のトンネルを抜けると視界
は広く開けて　遠くに雪を頂く北アルプス
の山々が見える
　時は午前十一時
　私は窓近く咲く山桜を賞でつつこの詩を
書き終える

（注）私たちは見えるものではなく、見えないものに目を注ぎます。見えるものは、過ぎ去りますが、見えないものは永遠に存続するからです（コリントの信徒への手紙Ⅱ4・18）。

最も重要なことは何ですか?」私はその前にハーバードの公衆衛生大学院を出ていましたから、公衆衛生や予防医療とか、そういうことばかりを想定していました。どのように予防医療を展開するか、運動不足、糖尿病、肥満などをどう予防するか、そういう答えが出てくるのかと思っていました。ところが日野原先生のお答えはこうでした。

「われわれ医師が、グローバル規模で行うべきことで、最も重要なこと、それは戦争をさせないことです」（ボックス14）

私にとってこれは衝撃でした。私は、パブリックヘルスの予防医療介入、特に糖尿病、タバコ、運動不足等の問題を考えていました。戦争の予防はまったく私の思考から抜けていたのです。医師の活動の中で戦争をさせないことが最も重要だ。このことを、沖縄出身である私は医師になってからこれまで意識してこなかった。とても反省させられました。

ボックス14

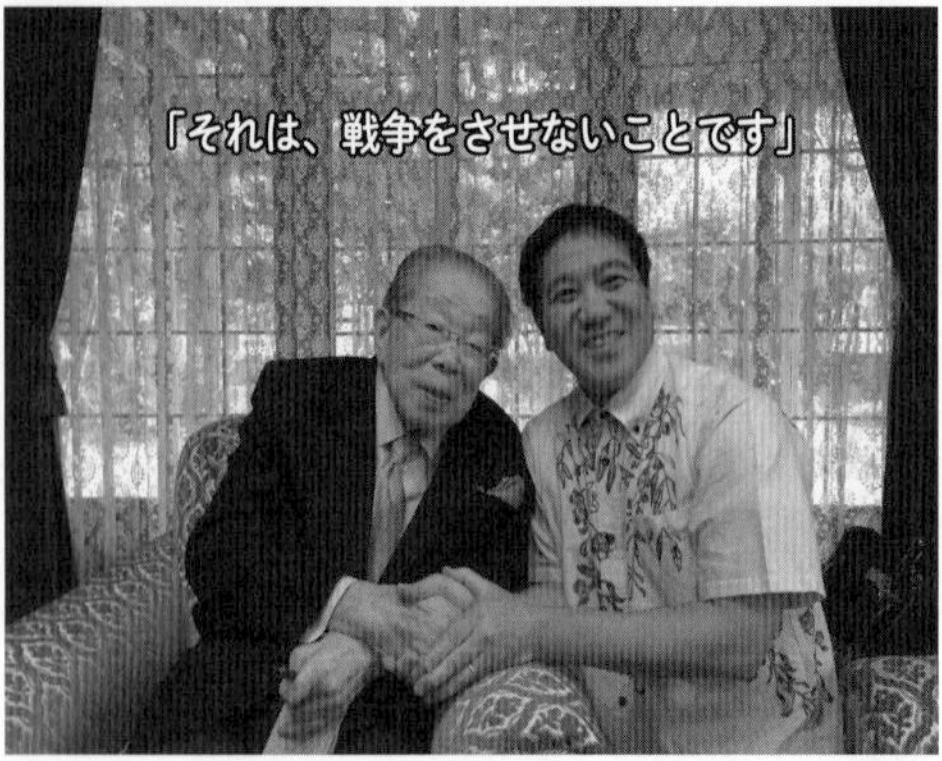

そして、平和といのちについての講演会を立案された主催者グループの先生方のうち、竹内由紀子先生から、（**ボックス15**）に示す本を送っていただきました。日野原先生にこのような本があったことを初めて知りました。

■医師のミッション

「医師のミッション―非戦に生きる」（**藤原書店、ボックス15**）という題名の本書は、100歳を記念した本でした。

「許すことができれば戦争、殺し合いは起きません。そして私は今度の東日本大震災をもって世界平和のきっかけにする運動を世界中に起こそうではないかと思うのです。そのためには、少なくとも、もう10年現役で頑張らなくては…」

世界平和を実現したかった日野原先生は、そのために110歳まで生きたかった、と思います。

ボックス15「医師のミッション」

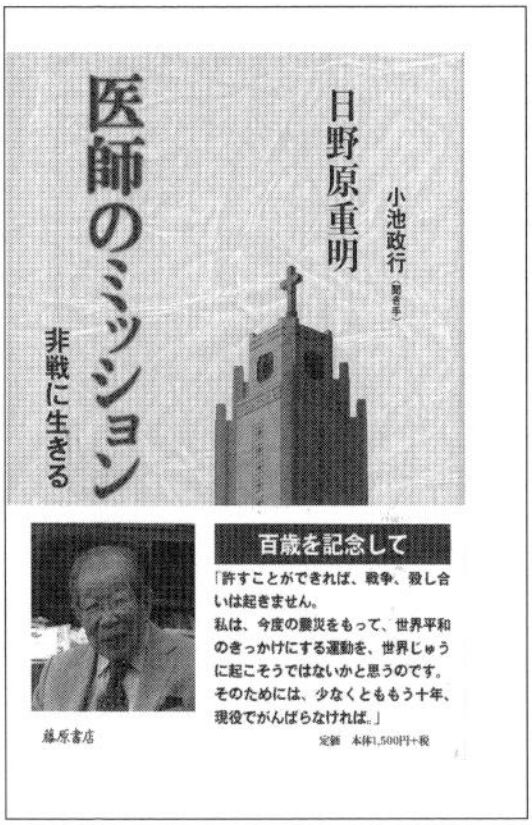

我々が後を継いで、日野原先生の夢を実現すべきと思います。残されたミッションは「非戦」です（**ボックス16**）。この本を読むと、以前から日野原先生がよく引用されていた哲学で、非戦のコンセプトが書いてあるカントの「永遠の平和のために」（**ボックス16**）があります。ドイツ哲学の領袖カントが70歳になって、それまで批判的哲学を展開していたが、最後に最も重要なことは何か、を説くために刊行した本です。それまで「純粋理性批判」「実践理性批判」という批判的哲学を世に出して思索を重ねていましたが、人類のために最も重要なことは何かと考えて刊行したのです。本書の中で非戦ということばが出てきます。これは不戦でもなく休戦でもありません。非戦は戦争の完全否定です。非戦とは最初から戦争を放棄することです。戦争の完全な否定を意味します。このことがいかに重要かが「医師のミッション」の中に引用され、書かれています。

ボックス16「非戦」

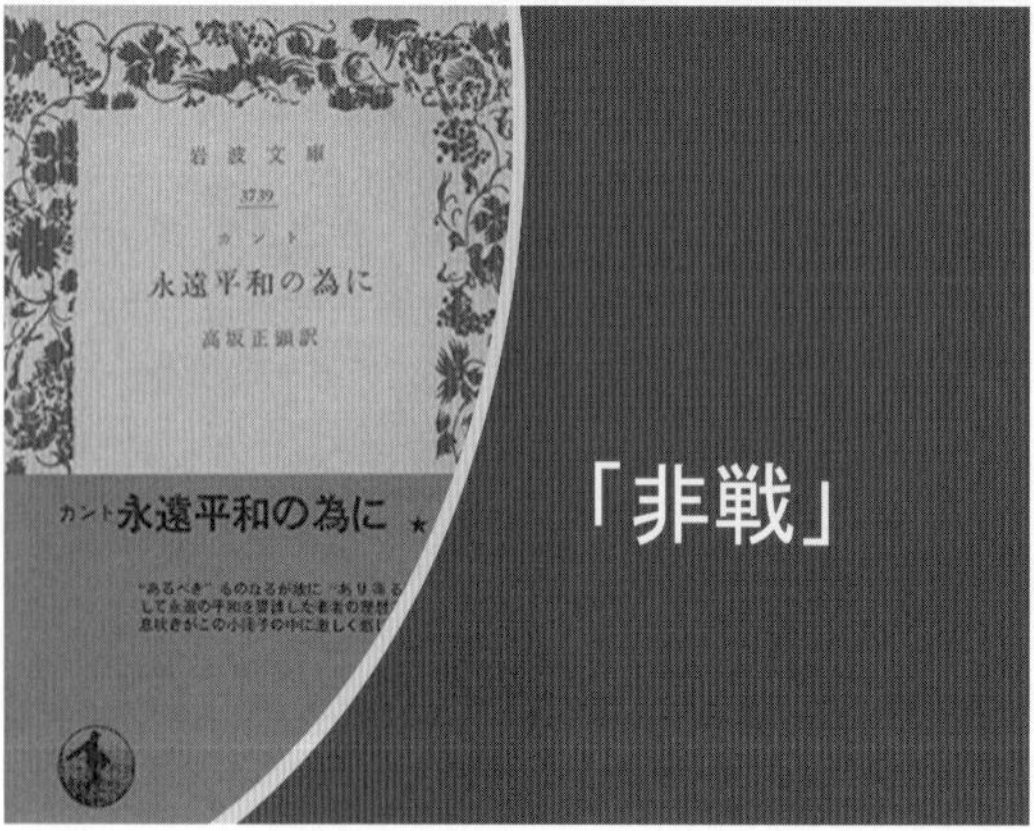
岩波文庫
3739
カント
永遠平和の為に
高坂正顕訳
カント 永遠平和の為に ★
「非戦」

また「医師のミッション」には、私が知らなかったことがもうひとつ書かれていました。日野原先生に尊敬する政治家がいたのです。石橋湛山です（**ボックス17**）。元ジャーナリスト、教育者、政治家そして総理大臣にもなりました。太平洋戦争開戦の20年前という1921年に「大日本主義の幻想」という本を出版し、小日本主義を主張しています。周辺諸国と仲良くしていくという平和主義によって、植民地全面放棄論をメディアで大々的に発表したのです。その後立正大学の学長にもなりましたが、政界に入りました。しかし、戦後GHQと自民党の一部からターゲットにされて、一時期政界から引きずりおろされたのですが、復活して1956年には総理大臣にもなりました。このとき石橋湛山が提唱した小日本主義は、アジア諸国を平和にして、貿易や人的交流を深めることによって発展させるのが、戦争をして支配するより皆が幸せになれるということです。たいへん論理

ボックス17　石橋 湛山（いしばし たんざん）

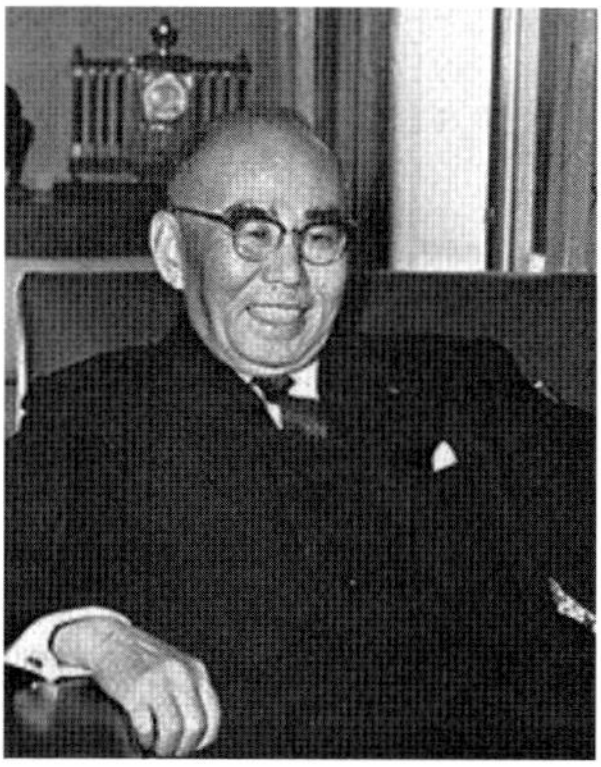

1884～1973
ジャーナリスト、教育者、政治家
～日野原先生が最も尊敬する政治家～

1921年	「大日本主義の幻想」
	小日本主義
	植民地全面放棄論
1951年	立正大学長
1956年	総理大臣

的に自らの理論を展開しています。その主義のルーツを調べてみると、小英国主義という考え方があることがわかります。当時英国は列強の1国でしたから、世界を席巻して、インド、アフリカ、中国そして香港など、ありとあらゆる国や地域を支配していました。そのような帝国時代の英国に小英国主義という考え方が出てきたのです。その論理は正しかったと思います。植民地を持って英国の人々は幸せになったでしょうか？世界を支配して資源を獲得するという国策では国民は幸せにはならないと思います。

■そして沖縄から学ぶ平和といのち

日野原先生は平和といのちについて、新聞にも意見を書かれていました。私が沖縄に帰った後、（ボックス18）の新聞記事を見つけました。

ボックス18「日野原新世紀」に向けて ㊦

「日野原新世紀」に向けて ㊦

100歳・私の証 あるがまゝ行く

日野原重明

私は前回のこの欄で、今年101歳を迎える私にとって、新世紀への約束、決意＝コミットメントをすることが、私に与えられた使命であろうと述べました。今回は、具体的に何を考えているかをお話ししましょう。

この連載でもたびたび書いてきましたが、若い世代に対して私たち年長者が出来る最も大事なことは、平和な世界を残すことでしょう。私が10歳の子どもたちに続けている「いのちの授業」でも、平和はいつも大きなテーマです。彼らが10年後に成人した時、平和の必要性をしっかりとその胸に抱いていてほしいと願い、語りかけています。

私は、平和の礎を築くために、戦争放棄を明文化した日本の「憲法9条」は大きな役割を担うと考えています。もし今後、憲法9条改正が国会で可決されたとしても、国民投票で国民の過半数がNOと言えば改正はできません。確固たる平和への意識を持った若い国民が育つことは、私の悲願です。

私はこれから、日本の選挙権の行使年齢を、現行の20歳を17歳または18歳に引き下げる運動をするつもりです。選挙権を早くから持てば、社会に積極的にかかわる意識が育まれると考えているからです。

しかし日本には、平和構築の決断力と実行力を備えた政治的なリーダーが不在なのは否めません。そのリーダーの候補となる女性の育成にも努力していきたいと思っています。

沖縄の普天間基地の問題も、平和に向けて解決しなければならない重要な課題です。私は以前から、沖縄住民にこの先10年の猶予期間をもらい、その間に在日米軍が撤退し、自衛隊も武器の使用を放棄する、という提案をしてきました。軍備のない自衛隊は、世界で事故や災害が起こった時、医療班を伴って真っ先に出動し救援活動に従事します。私は日本から武器をなくすことこそ、世界平和への第一歩だと信じ、110歳まで生きて、この運動に全力を注ぎたい、そう考えています。

こうした活動への賛同者をひとりでも多く得るためにも、65歳以上を老人とせず、少なくとも85歳までは自立した生活が続けられるよう、健康運動のキャンペーンを日本中に広げたいという思いも新たにしています。

（聖路加国際病院理事長）

絵と題字・小田桐昭

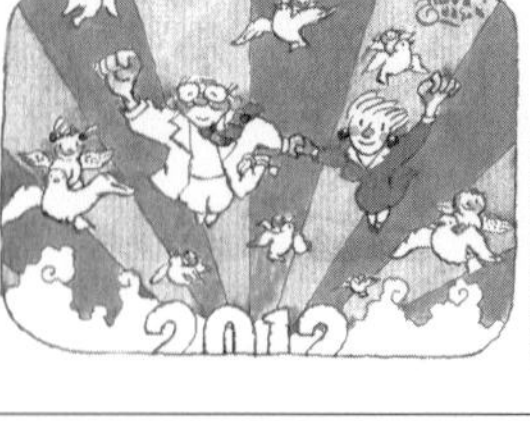

先生は、

「普天間基地の問題も平和に向けて解決しなければならない重要な課題です。私は以前から沖縄住民にこの先１０年の猶予期間をもらい、その間に在日米軍が撤退し、自衛隊も武器の使用を放棄する、という提案をしてきました」

「軍備のない自衛隊は、世界で事故や災害が起こったとき、医療班を伴って真っ先に出動し救援活動に従事します。」東日本大震災のときに、外国の軍隊が皆で一緒に助けに来ました。それを見て、日本の自衛隊がやるべきなのは、そういうことではないか。自衛隊がやるべきことは、世界の災害のときに、率先して助けに行くべきではないか。東北のときに世界中から助けられた日本がやるべきことはそれではないか。そのことを日野原先生は言われていたのです。

「私は日本から武器をなくすことこそ、世界平和の第一歩だと信じ、１１０歳まで生きて、この運動に全力を注ぎたい」

「こうした活動への賛同者を一人でも多く得るためにも、６５歳以上を老人とせず、少なくとも８５歳までは自立した生活が続けられるよう、健康運動のキャンペーンを日本中に広げたいという思いも新たにしています。」

日野原先生は「新老人の会」を提唱されましたが、一方で子どもたちに積極的な平和教育をされました。とくに小学生です。10歳のころの子どもたちが、最も素直に影響を受け、いろいろな考え方を理解できる大事な時期であるということから、平和の重要性、いのちの大切さについて日本中の小学校に講演活動をされました。

■いのちの授業のやりかた

日野原先生の「いのちの授業」はシンプルです。いのちとはなにかという話をして、皆にひとりずつ意見を聞きます。子どもたちからいろいろな意見が出てきます。そのあとでどうするかというと、全員に聴診器を配ります。聴診器を配って、「自分の心臓の音を聞いてください」というのです。「心臓が動いていることが聴けます」。子どもたちはびっくりします。たいていの子どもは今まで心臓の音など聞いたことがありませんので。

「この心臓の音はいのちそのものではありません。一人一人の人間のいのちとは、心臓が動いている間の行動の時間なのです。大切なのはこのいのちをどう使うかです。良く生きるとは、皆の幸福のためにいのちを使うことです。特に平和を達成するために使うことです」

このように授業は展開します。参加した子どもたちは、本当に大きな衝撃を受けていました。一生記憶に留めると思います。

さてこれからは私の個人の歴史です。

□徳田 安春 の個人史

■沖縄戦はどんな戦争だったか

私は1964年の沖縄生まれです。日本復帰（1972年）前です。私は小学校低学年までドルを使っていたことを今でもはっきりと憶えています。今は車の走行の方向も日本本土と同じ向きですが、1970年代まではアメリカ式で反対方向でした。私が生まれた地域は、今は沖縄県南城市と言い、馬天港（ばてんこう）のある港町です（**ボックス19**）。私の両親も沖縄の南部地域の出身でした。その南部地域が最も激しい戦争の場となり、私の親戚もたくさん亡くなりました。沖縄戦では合計20万人以上が亡くなりましたが、そのうち県民が12万人以上で、一般住民の死亡者が

ボックス19 私の生まれ育った地域
沖縄県南部の当時　馬天港

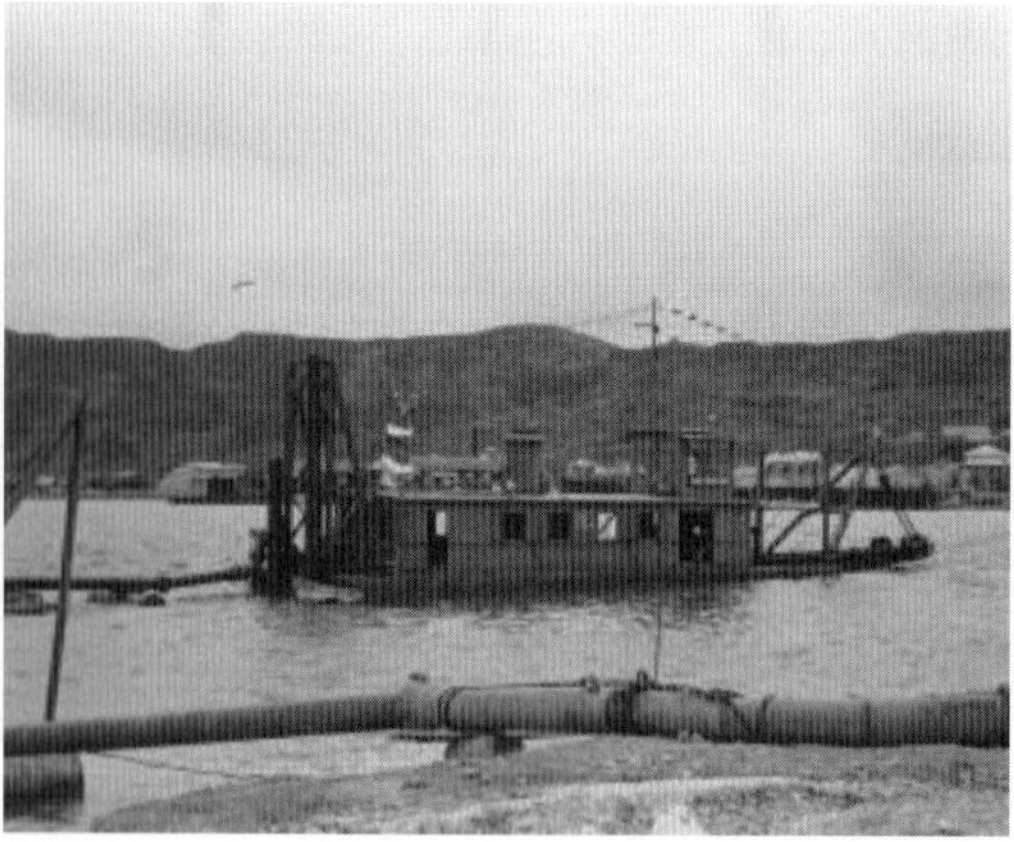

多いのです。当時の住民の４人に一人が亡くなっています。米軍からの攻撃だけでなく、日本軍から指示された集団自決（強制集団死）により多くの死者が出ました。

さて、私の家族に話を移します。当時私の両親は小学生でした。まず、私の母親は、小学校低学年でしたので学童疎開の対象とされました。沖縄では子供達を九州に避難させるために、アメリカ軍が上陸する前に疎開船が出ることになりました。そして、沖縄戦の前年である１９４４年の８月のこと、長崎に向かっていた対馬丸（つしままる）という学童疎開船が奄美諸島近くでアメリカ軍の魚雷攻撃を受けて沈没しました。残念なことに、学童と教師１１００人以上の人々が死亡しました。

実は、当時小学生であった私の母親もこの対馬丸に乗る予定の名簿に入っていました。しかし、出航前に急遽、学校の順番が調整されることになり、後ろ回しとなりました。それで対馬丸に乗らなかったのです。乗っていたら生きていなかったかもしれません。そうなると、将来の子どもの私も存在しないわけです。

そして、１９４５年３月にアメリカ軍が上陸しました。慶良間（けらま）諸島に続いて、本島の真ん中付近の西海岸に位置する読谷村（よみたんそん）への上陸です。そこから南の方向に米国はジリジリと進行して行きます。そのため南部で米軍と日本軍の激しい戦闘が行われたのです。

同じく子どもであった父は家族と共に沖縄本島北部に逃げました。北部に逃げた人と南部に逃げた人で運命は分かれました。南部に逃げた人の多くが亡くなりました。激しい戦闘の場となったからです。

日本軍を南に追い込みながらアメリカ軍は移動し、最後は南端の糸満（現在の糸満市　いとまんし）でした。そこで沖縄戦が終わったのです。1945年6月23日でした。米軍はその後、沖縄の住民を強制的に収容所に入れました。私の両親も収容所に入れられました。アメリカ軍は沖縄の住民を収容所に入れている間に、銃剣とブルドーザーによって、家や畑を破壊し飛行場を作り、米軍基地を大量に作りました。

（**ボックス20**）は現在の基地の地図です。以前の基地はもっと広大でした。米軍が沖縄を占領したあとの数年間で、沖縄の人口をなるべく減らして、米軍の完全基地化を狙っていましたから、沖縄の人々を世界中に移民させました。ハワイ、南米、南太平洋の諸島など世界中に移民しました。この移民政策は、世界中で占領してきた島々でアメリカ軍が行っていた政略です（Base Nation, Metropolitan Books,2015参照）。インド洋の島々でも同じことをしています。島に基地を建設して、島の人間をどんどん移民させる。そのことで完全基地化する。しかし沖縄でそれは成功しませんでした。生きることが大切

ボックス20 現在の基地の数

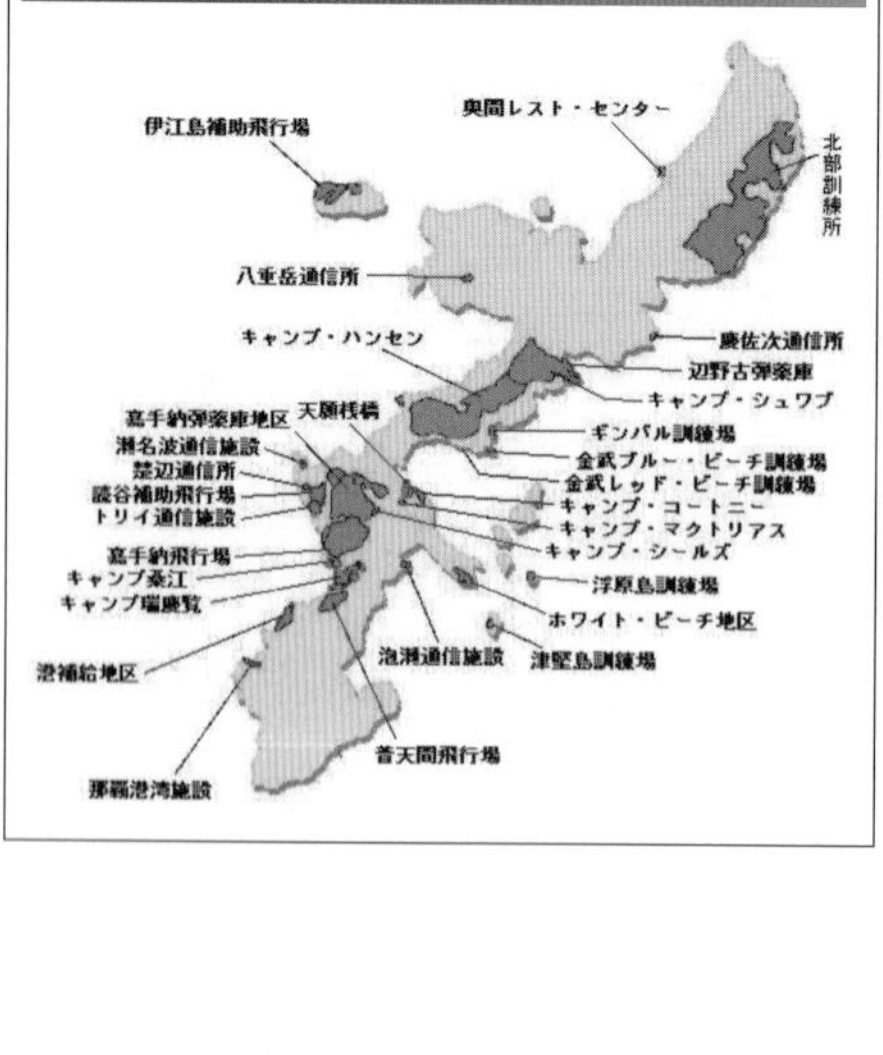

であることを知った沖縄の人々は増えていきました。私も生まれてきました。運の良いことに、です。

復帰前にはいろいろ恐ろしいことがありました。核兵器がどんどん持ち込まれました。日本には非核３原則ができましたが、復帰前ですから、アメリカは沖縄に数千発の核兵器を持ち込み、最高時には１３００発の核兵器を配備していました（**ボックス21**）。

ところで、約２年前にＮＨＫで特集番組がありました。このスクープ番組であきらかにされたのは、１発の核ミサイルが那覇の基地から間違って海に向けて発射されていたことでした。ミサイルは海に向かって潜って行きました。核爆発はしなかったのですが、発射時の事故で米軍兵士が一人死亡しています。沖縄の人々もこのＮＨＫの番組を見るまで知りませんでした。最近になって公開された公文書記録から判明したのです。この他、いろいろな事件や事故があり、多数の県民が犠牲になりました。

（**ボックス22**）は普天間飛行場の写真です。世界で最も危険な飛行場と言われています。周囲には保育所や幼稚園、学校があります。こんなところに海兵隊の飛行場があるのですが、もともと民家の家があった土

ボックス 21　沖縄の核兵器数

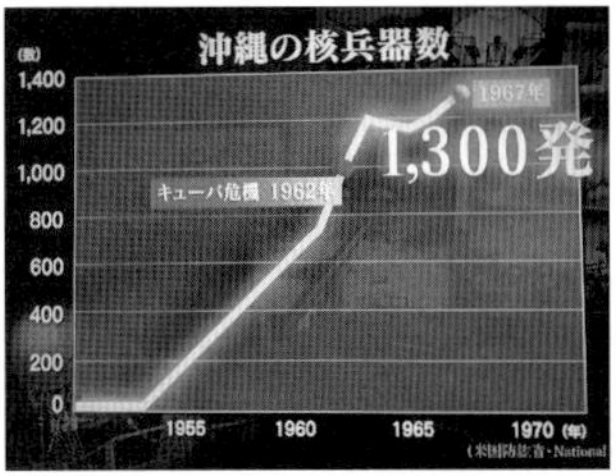

ボックス 22　普天間飛行場の写真

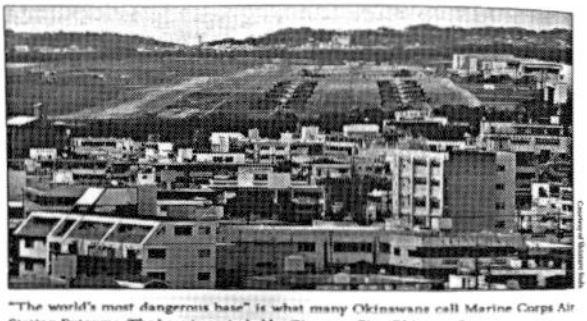

"The world's most dangerous base" is what many Okinawans call Marine Corps Air Station Futenma. The base is encircled by Ginowan City, Okinawa, Japan.

地を米軍が銃剣とブルドーザーで奪って基地にしたのです。このような飛行場に、最も危ないといわれるオスプレイと呼ばれるヘリコプターが頻繁に離着陸します。世界で最も危険な空港に、最も危険な飛行体が毎日飛んでいき着陸しています。（**ボックス 23・24**）は宜野湾市です。その真ん中が普天間飛行場なのです。

私は今、宜野湾市の隣の浦添市に住んでいます。宜野湾市の普天間飛行場に着陸するオスプレイが、私の家の上を通ります。撮影するチャンスを狙っていましたが、先日簡単に撮れました。ほぼ毎日飛んでいるからです。その画像をご覧ください（**ボックス 24**）。人の話は全く聞こえません。これがひっきりなしに現れます。私の家は（**ボックス 25**）の太い線の上にあります。最近オスプレイからゴムの部品が落ちた、浦西中学校も近くにあります。最も危ないと言われているオスプレイがこれほど頻繁に頭上を通過しています。日野原先生の考えと同じく、私は沖縄の米軍基地縮小を望んでいます。自衛隊の縮小も望んでいます。そして、自衛隊は災害救助隊とすることです。

私のような、沖縄の米軍基地に反対する人々に対し、ある人たちは「反

ボックス 23 宜野湾市

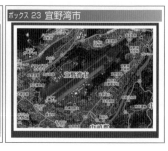

ボックス 24 オスプレイ

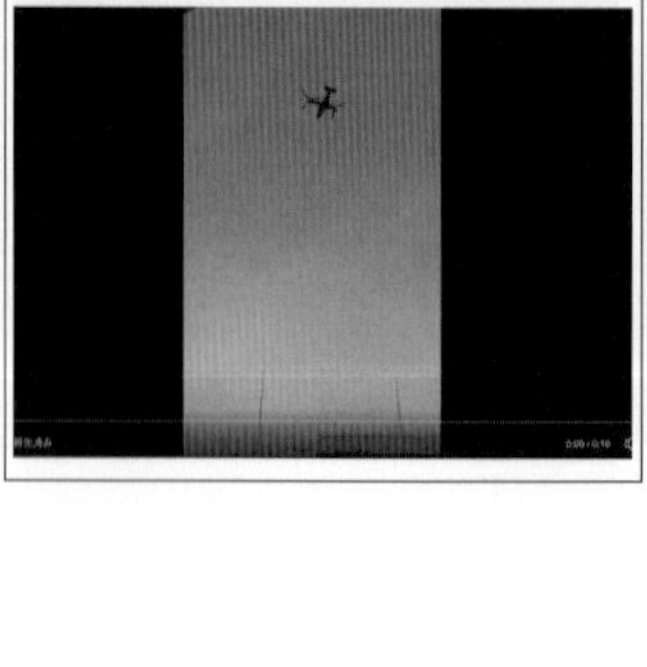

日だ」と言いますが、我々は反日ではありません。反米軍基地の運動は世界中で起こっています（ボックス26）。沖縄は世界的な流れの中の一つなのです。世界中の米軍基地のあるところで、軍による事件や事故の被害があって退去を望む運動が行われています。反米軍基地運動は決して沖縄だけではないのです。アメリカと仲が良い国、イタリア、ドイツでも、米軍基地の整理縮小が求められています。このような運動があり、フィリピンからは米空軍基地が撤去されました。

■徳田 安春 が尊敬する政治家―瀬長亀次郎（せながかめじろう）1907～2001

瀬長亀次郎のドキュメンタリー映画が2017年にできました。とても人気の出た映画です。第2弾も制作され、それも人気が出ています。「米軍（アメリカ）が最も恐れた男」というサブタイトルがついています。本当にそんな男がいるでしょうか。世界最強の米軍が恐れるとは！オサマ・ビン・ラディンでも恐れ

ボックス25 普天間飛行場周辺の米軍機の場周経路

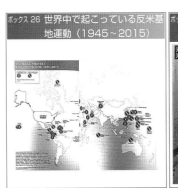

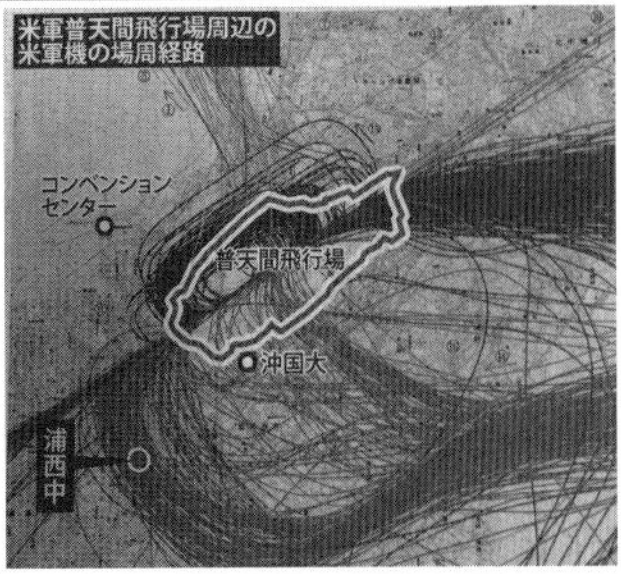

ボックス26 世界中で起こっている反米基地運動（1945～2015）

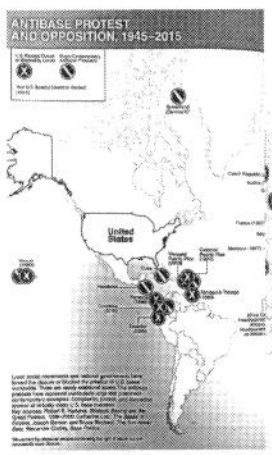

なかった米軍がですよ（**ボックス27**）。

でもこの映画を観ると、その意味がわかります。沖縄をアメリカが実効支配して、人々への弾圧や強制建設など、いろいろな問題を起こしている中で、多くの地元政治家が屈服する中、彼は立ち上がりました。那覇市長、その後は衆議院議員になりました。もちろん非暴力抵抗でした。しかし、途中で逮捕されて刑務所にも入れさせられました。亀次郎が那覇市長のときに、米軍政府は那覇市の予算を銀行に預けることを許しませんでした。そこでカメジローを支持する市民の皆が「寄付します」と言い、直接に亀次郎の家にまで現金を持ってきました。お金は市民が皆で管理しました。

ところで、映画には描かれなかった逸話があります。亀次郎は吐血したことがあります。出血性ショックで血圧が下がり、当時の沖縄本島内の病院へ入院となりました。十二指腸潰瘍の診断で手術になりましたが、手術中に電気の配線が切られ、術野が暗くなりました。万が一のためにと、当時の担当医が準備していたバッテリーで照明を灯して手術をしたそうです。輸血用血液も届く前に検問に引っかかったとのことでした。よく助かったと思います。この事件について、私はその手術担当の先生達から聞きました。皆が亀次郎を応援したのです。

ボックス 27　瀬長亀次郎（せながかめじろう）

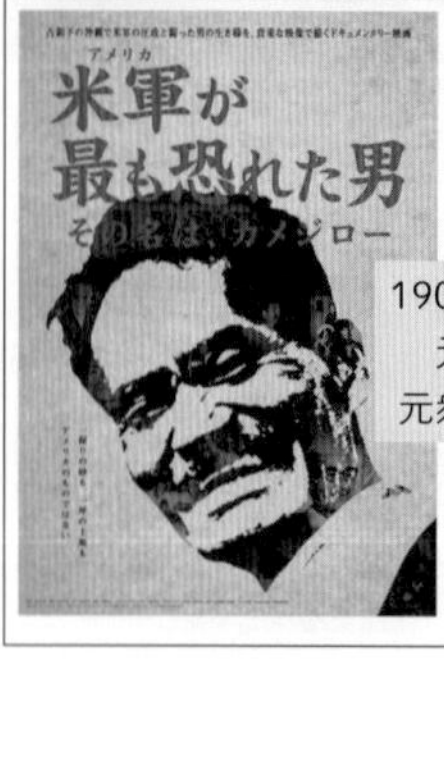
米軍《アメリカ》が
最も恐れた男
その名は、カメジロー

1907 ～ 2001
元那覇市長
元衆議院議員

■現在の沖縄

現在、辺野古問題が渦中です（**ボックス28**）。美しいサンゴ、生物多様性が破壊されることが危惧されます。そういう中で、多大な支援もさまざまな方からいただいています。アニメ作家の宮崎駿さんからもご支援をいただきました。

■なぜ戦争に反対するのか

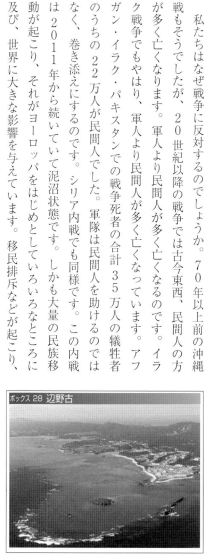

私たちはなぜ戦争に反対するのでしょうか。70年以上前の沖縄戦もそうでしたが、20世紀以降の戦争では古今東西、民間人の方が多く亡くなります。軍人より民間人が多く亡くなるのです。イラク戦争でもやはり、軍人より民間人が多く亡くなっています。アフガン・イラク・パキスタンでの戦争死者の合計35万人の犠牲者のうちの22万人が民間人でした。軍隊は民間人を助けるのではなく、巻き添えにするのです。シリア内戦でも同様です。この内戦は2011年から続いていて泥沼状態です。しかも大量の民族移動が起こり、それがヨーロッパをはじめとしていろいろなところに及び、世界に大きな影響を与えています。移民排斥などが起こり、

ボックス28　辺野古

民間人の死亡者と難民の大量発生が起きています。死者の10倍くらいの難民が発生しています。

繰り返しますが、聖路加国際病院をアメリカ軍は東京大空襲で攻撃しなかったのは、もともと計算づくであって、自分たちの軍病院として使おうと思っていたからです。では現在はどうでしょうか。

■戦争では病院も標的になる

シリアの内戦では、MSF（Medicine Sans Frontieres：国境なき医師団）が作った病院が破壊されています。これは国際法違反の犯罪です。国際機関に訴えられ大きな問題になっています（**ボックス29・30**）。2011年から最近までの統計によると、シリアだけで約1000人の医療関係者が死亡しています。人々のいのちを助けに行った人たちが犠牲になっているのです。

■核戦争の可能性

世界の核弾頭は1万3880発あるだろう、という長崎大核兵器廃絶

ボックス29　戦争では病院も標的になる　①

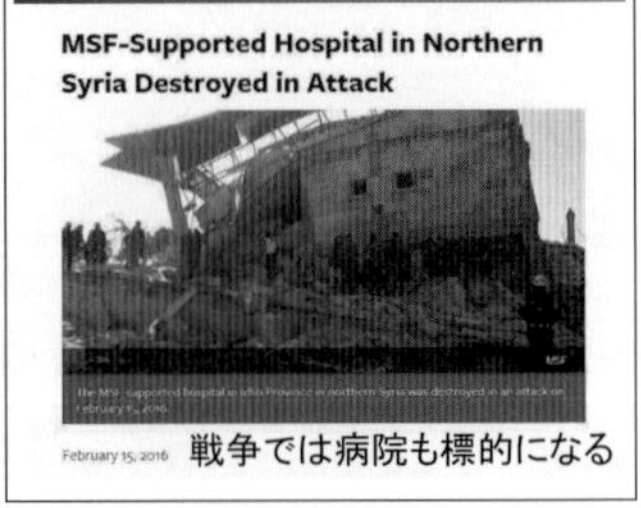
MSF-Supported Hospital in Northern Syria Destroyed in Attack
February 15, 2016
戦争では病院も標的になる

ボックス30　戦争では病院も標的になる　②

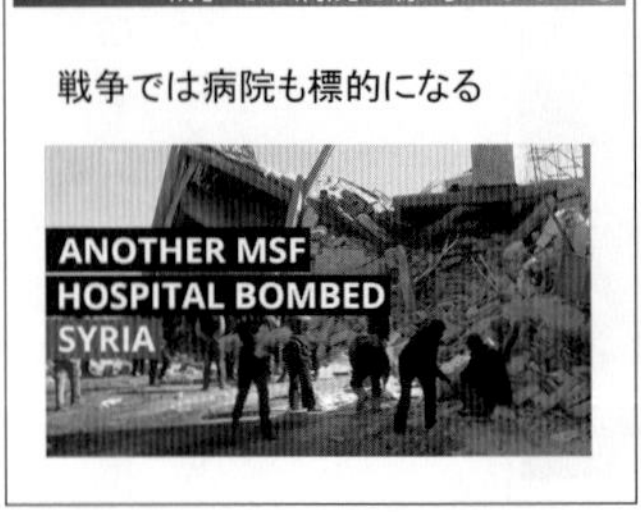
戦争では病院も標的になる
ANOTHER MSF
HOSPITAL BOMBED
SYRIA

研究センターからの最近の発表があります（**ボックス31**）。問題はアジアでの増加傾向です。中国、インド、パキスタンです。中国とインドは大国で人口が多く、周辺との対立も激しいため、核開発も増加しています。インドとの対立があるため、パキスタンでも核開発が進んでいます。では、パキスタンの医療はどうなっているでしょうか。新生児死亡率は世界で一番高い。一人当たりの医療費が最低のグループに入っています。それにもかかわらず核開発を行っていますので政治の責任は大きいです。かつては沖縄にも1000発以上配備されていました。「核抜き、本土並み」という条件で1972年に日本復帰した沖縄。しかし、その後しばらく、核兵器が持ち込まれていたことがのちに判明しました。当時の自民党政府と米軍との「核密約」でした。復帰から40年以上経ちました。今は、沖縄の核もゼロになっていると私は信じたいです。

■核弾頭総数は減っているが…危機は迫る

世界全体では、たしかに核弾頭の総数は減っています。しかし、専門家からみて、核戦争への危機レベルでは、かなり危機的状況とみなされています。その理由は核の拡散です。いろいろな国が核を保有しています。近くでは北朝鮮です。

ボックス31　長崎大学発表

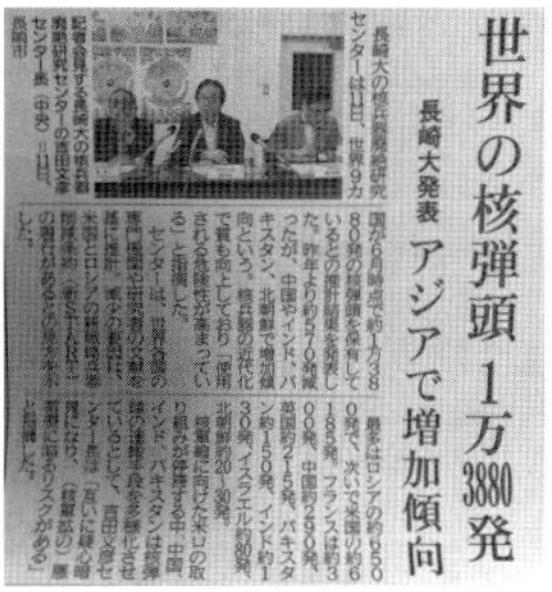

世界の核弾頭1万3880発

長崎大発表　アジアで増加傾向

長崎大の核兵器廃絶研究センターは11日、世界9カ国が6月時点で約1万3880発の核弾頭を保有しているとの推計結果を発表した。昨年より約570発減ったが、中国やインド、パキスタン、北朝鮮で増加傾向という。核兵器の近代化で質も向上しており「使用される危険性が高まっている」と指摘した。

最多はロシアの約6500発で、次いで米国の約6185発、フランスは約300発、中国約290発、英国約215発、パキスタン約150発、インド約130発、イスラエル約80発、北朝鮮約20～30発。

核軍縮に向けた米ロの取り組みが停滞する中、中国、インド、パキスタンは核弾頭の運搬手段を多様化させているとして、吉田文彦センター長は「互いに疑心暗鬼になり、（核軍拡の）悪循環に陥るリスクがある」と指摘した。

記者会見する長崎大の核兵器廃絶研究センターの吉田文彦センター長（中央）＝11日、長崎市

一方で、核のおかげで平和なのだという論調（抑止論）があります。核兵器があるから今の平和があるという論理です。しかし、人間にはエラーのリスクがあります。医療でもそうです。エラーはゼロにはできません。最近話題の本、「サピエンス」（著者ハラリ、イスラエル人で歴史学者）で、ハラリ氏が忠告しているのは、「人間の愚かさを過小評価するな」です。リスクの過少評価は禁物です。それをわかりやすく映画にしてくれたのがスタンリー・キューブリックの「博士の異常な愛情」です。原題のDr. Strangeloveは「異常な博士」のことです（**ボックス32**）。リスクの過小評価は危険です。人間の愚かさは怖いものです。我々がなすべきことは、日野原先生の意志を引き継いで、戦争をさせない。非戦です。リスクをゼロにするために、核兵器システムそのものを廃棄すべきです。

■医師や医療関係者が説得すると政治が動く可能性がある

2017年のICANのノーベル賞受賞は嬉しいニュースでした（ican **ボックス33**）。日本の被爆者の方も参加した活動でした。またIPPNW（International Physicians for the Prevention of Nuclear War）という核戦争防止のための国際医師団やPSR（Physicians for Social Responsibility）がありま

ボックス32　核弾頭総数は減っているが・・・危機は迫る

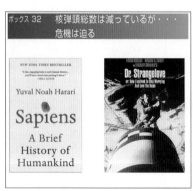

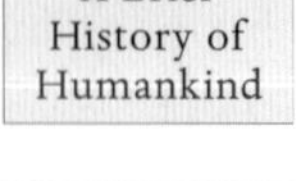

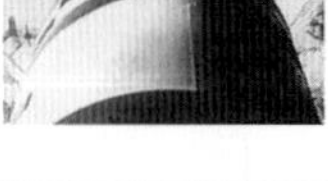

す。このIPPNWとPSRも大きな影響力を与えました。1980年代以降に、どうやって多くの核弾頭を減らせることができたのかというと、その力はIPPNWとPSRだったのです。1980年代に当時のアメリカのレーガン大統領とソ連のゴルバチョフ大統領が仲良くなりました。そのタイミングで、それまで膨れ上がった核弾頭数に対して、核軍拡競争をただちにやめるよう提言したのがIPPNWとPSRでした（**ボックス34**）。医師たちだったのです。IPPNWは1985年にノーベル平和賞を受けました。のちにゴルバチョフ氏は、IPPNWやPSRとの面談は大きなインパクトがあり、その後の核軍縮政策導入を行うきっかけとなった、と述べていました。医師が正しく行動し真剣に発言すれば、耳を貸す政治家はいるのです。医師や医療関係者が説得すると政治が動くことの一つの証左です。これにより、それまでの膨大な数の核ミサイルを減らすことになりました。しかし、危機はまだ深刻であり、われわれはもっと行動しなければならないと思います。

ボックス33 ICAN

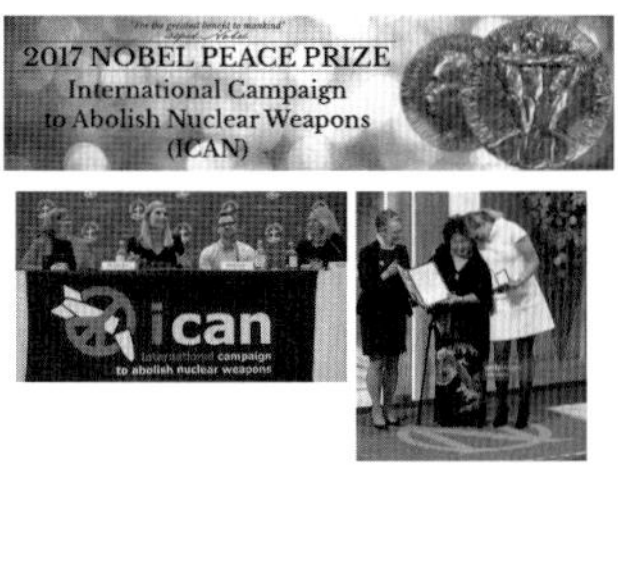

ボックス34 核戦争防止のための国際医師団
International Physicians for the Prevention of Nuclear War (IPPNW)

- 1980年代、当時のレーガン米大統領やソ連のゴルバチョフ大統領と面談
- 核軍拡競争をただちに止めるよう嘆願書を提出
- この活動により、1985年にIPPNWはノーベル平和賞を受賞した
- ゴルバチョフ氏は、IPPNWとの面談は大きなインパクトがあり、その後の核軍縮政策導入を行うきっかけとなった、とのちに述べた

2000年のWHOのワーキングペーパーには次のように書かれていました（**ボックス35**）。「健康の第一原則はいのちである。戦争はいのちに対する直接の脅威である。」そしてWHO決議書34・38には次のように書かれています（**ボックス36**）。

「医師と医療従事者が、平和を維持し促進するための行動をとることが、すべての人々の健康を保持するのに最も重要である。」

オスラー先生と日野原先生が話されたことと軌を一にしています。世界の主張も同じなのです。

ところで、私は学会の英文誌の編集委員長をしており、その最近号で次のように書きました（**ボックス37**）。「日本の医学と公衆衛生の分野では今、深刻な差別が起きています。それは大きな脅威であり、これは倫理への挑戦です」。この文章を書くに

ボックス35　2000 World Health Organization (WHO) working paper

"The first principle of health is life. War is a direct threat to life."

「健康の第一原則はいのちである。戦争はいのちに対する直接の脅威である。」

World Health Organization Department of Emergency and Humanitarian Action.
Conflict and health working paper. preventing violent conflict: the search for political will, strategies, and effective tools. 2000. www.who.int/hac/techguidance/hbp/Conflict.pdf.Google Scholar

ボックス36　WHO決議書34.38

"The role of physicians and other health workers in the preservation and promotion of peace is the most significant factor for the attainment of health for all."

「医師と医療従事者が、平和を維持し促進するための行動をとることが、すべての人々の健康を保持するのに最も重要である。」

Levy BS, Sidel VW. War and public health.2nd ed. Oxford University Press, 2008
doi:10.1093/acprof:oso/9780195311181.001.0001. CrossRefGoogle Scholar

当たって私が引用したのは、アメリカのＩＨＩ（ヘルスケア改善研究所）という医療安全の領域では世界で最も有名な研究所の所長、医師ドナルド・Ｍ・バービックさんの発言です。

「社会的な不正義の状況のなかでのプロであるところの医療人の沈黙は間違っている」、「沈黙は今や政治的である」。

沈黙は行動しないことです。行動しないということは、不正義への賛成を意味しています。

バービックさんによると、マーチン・ルーサー・キング牧師も同じことを言っていると述べています。１９６０年代に黒人差別に対して大きな抗議運動を起こし、最後に暗殺されましたが、有名な演説がありました。キング牧師もこの「沈黙」に対して批判していました。

ボックス 37

EDITORIAL　　Journal of General and Family Medicine　WILEY

Discriminations in medicine and public health: Moral challenges for modern Japanese physicians

"Professional silence in the face of social injustice is wrong."

（社会的な不正義の状況のなかでのプロであるところの医療人の沈黙は間違っている）

"Silence is now political."

（沈黙は今や政治的である）

Dr Donald M. Berwick

(Institute of Healthcare Improvement)

徳田 安春と若手医師との問答

医師A　今被災地で活動をしています。その前は佐久総合病院で若月俊一先生に師事しました。社会的不公正や戦争の話を若い人に伝えていますが、なかなか関心が低い。一般に、医師は臨床のスキルが期待されています。徳田先生は、社会的不公正などはどの程度伝えているのか、その工夫、またそのことによって若い医師はどう反応しているでしょうか。

■平和、いのちについての実践的な学習方法がある

徳田　私も、筑波大学附属水戸地域医療教育センターで、厚生連の病院に勤務していました。農村医学という地域医療の原点を作られた佐久総合病院をモデルとした病院群を全国に展開されている厚生連の病院に勤務できて、たいへん勉強になりました。

さて、私たちが今沖縄で行っている医学教育の中での、平和といのちについての実践的な学習方法の例としてのケースを一つご紹介します。

９０歳男性が入院しました。臨床的なカンファレンスが行われたときには、現病歴、既往歴そして身体所見、予想される疾患、検査結果が供覧されます。その研修医は本土から来た研修医でした。

せっかく沖縄で研修しているのです。この患者さんが経験された重要なことを引き出すことをお勧めしています。たとえば、「沖縄での戦争のときに当時何をされていましたか、と聞きましたか」と研修医に尋ねます。このように日常のカンファレンスでも、平和といのちについての学びは可能です。

実は、この患者さんの左眼の視力は全くありませんでした。これまでのカルテには「幼少期から左眼の障害でほとんど視力なし」とのみ記載されていました。尋ねてみると、実は戦争の後遺症でした。戦争で銃弾を受けて眼が破裂したのでした。戦争で外傷を受けたときのことを尋ねるだけでも平和といのちの勉強になります。この患者さんは九死に一生を得たのです。その後、担当研修医はこの患者さんの人生の物語をたくさんお聴きすることができました。こういうお話を直接に聴くことができるのは、戦前生まれの患者さんを担当するときです。貴重なお話を聴けるのです。このように、私は研修医に毎年度のオリエンテーションで、せっかく沖縄に研修に来ているのであればと、このお話をしています。

医師A　沖縄の場合はそういう患者さんがまだいらっしゃいますが、日本全体でみるとほとんどいなくなっています。課題はあると思いますが、そういったことを伝えることは大切と思います。地域医療のパイオニアの先生方も80～90歳代になってきていますが、映像で残したりテレビに撮ってもらったりして、若月先生も一兵卒として戦地に赴いていますので、そういう話も若い世代に伝えていこうと思います。ありがとうございました。

医師B　医師7年目となります。戦争や平和の話が出たときに、若い先生方はどういう反応を示すのかお伺いしたいと思いました。徳田先生のところでは臨床教育で有名ですので、これから医療の現場でやる気にあふれた先生方が集まると思いますが、その方々の戦争への考えや平和の理解について感じることがあればお伺いしたいと思います。

徳田　いろいろな機会を通じて、医師として平和に積極的にどうかかわるかの話し合いをします。皆それぞれ思うことがありますが、カミングアウトしていないのです。たとえば、最近出したオスラー先生の本の内容について語り合うという勉強会をしました。たいへん好評でした。この人はこういう考えを持っていた、ということを知ることができたのです。平和の話は医師の間ではたいていあまり話題になりませんが、勉強会で実際に平和についての考えを共有すると、若い医師たちからとても素晴らしい意見を聞くことができるのです。きっかけがあれば出てきます。また、それぞれの医師に話を聞くと実はいろいろな思いを持っていたことが分かります。私が尊敬している外科医で元沖縄県立中部病院院長の平安山英盛先生は今、辺野古で新基地建設反対運動をしています。辺野古で新米軍基地建設反対運動の目的は新基地建設反対、すなわち非戦への強い意志です。臨床では非常に優秀な外科医でした。院長を退任した後は平和運動に転身されています。平和への強い思いを行動に移されたロールモデルとなる医師と思います。（平安山先生との対談は最終章に掲載）

■本や映画も利用できる

徳田　私は、戦争について、それぞれの医師と話すきっかけに本や映画を利用しています。いわゆる、シネメデュケーションを医学教育に取り入れています。映画のあるシーンをダイジェストで映して、内容について研修医や若手医師と話し合うのです。議論するきっかけとして映画を活用するのです。戦争に関する映画はたくさんあります。先ほどご紹介した、「博士の異常な愛情」という映画は、政治家にもみせてあげたほうがいいと思います。オリバー・ストーン監督はこの映画のDVDを持ってロシア入りし、プーチン大統領にみせました。映画人として正しいプロフェッショナリズムです。

一方で、医師にみせたほうがよい戦争映画もあります。「西部戦線異状なし」、「フルメタルジャケット」などです。このように医学教育にも使える映画リストについては、「こんなときオスラー」の本の巻末に挙げてあります。このように、シネメデュケーションのご利用を勧めます。

医師C　私は二つの顔を持っていて、一つはもの書きとして発言し、もう一つは精神科医として仕事をしています。2年前から思い立って総合診療科としても診療しています。徳田先生の本も愛読しています。プロフェッショナルな医師として平和にかかわり、社会に働きかけるというのが医師のミッションであるというお話や、沈黙することが政治的であり、戦争勢力に加担するというご意見はその通りだと思います。私も辺野古に行ったり、憲法を守る行動にも参加しています。そうすると反権力的だとか反日的だとか言われてしまいます。あるいは精神科医ですとナチスのときのT4作戦（ナチス・ドイツで優生学思想に基づいて行われた安楽死政策）を医師が率先して行ったこともあり、医師は社会の動きに対して敏感であることが求められます。いつの間にか権力に巻き込まれてしまうのがいけないと言いますと、それ自体が政治的なのだ、医師は活動家ではないのだから診療だけしていればいいのだ、などという批判も受けます。いのちと平和の話を若い人たちに話をすることをためらってしまいます。医師のミッション、プロフェッショナリズムの証として非戦や平和を有効に訴えかけるにはどうすればよいでしょうか。

■医学的なことを中心に論じるのがポイント

徳田　私のミッションのためのアクションは、医学や医療的なことを中心に戦争と平和を論じる、です。英語のブログも合わせると、私は３つブログを連載しています。英語のブログは「peace and wellness from Okinawa doctors」というタイトルで、沖縄の医師からのメッセージをブログにしています。平和や非戦の大切さを訴えています。

たとえば騒音の問題です。嘉手納基地の騒音でたくさんの人が、病気になっているというデータがあります。私が沖縄県立中部病院で研修医をしていたとき、多くのそのような患者さんを診ていました。しかし、そのときは、全くその因果関係に気づきませんでした。研修医ですから、担当した患者さんの病気を診断して治療することに焦点を当てることのみで、病気に罹る背景についての思考が不足していたのです。

ところが、パブリックヘルスの勉強を始めてから、地域の疫学的なデータに関心を持つようになりました。騒音関連の健康問題はやはり嘉手納基地エリアに多いのです。

また、基地による健康被害で最近問題になっているのは、基地から出た発がん物質が地下水に流れていることです。ＰＦＯＳまたはＰＦＯＡと呼ばれている、有機フッ素化合物です。実は、私が住んでいる浦添市は北谷浄水場から水道がきていますが、今はもう水道水を安心して飲めません。高濃度汚染水のためです。このような環境疫学情報についても、ブログで発信しています。

そして、米兵による事件が毎週のように地元の新聞に載ります。事故や事件、女性に対する暴行でも、病院に受診されることがほとんどです。つまり、被害を受けた患者さんを診るのは我々です。私は、そういう立場の発言をするようにしています。患者さんが身体的および精神的被害を受けていることについて、個人情報は守秘しながら、集団全体としての平均的なデータをお示しし、その根本的原因について述べます。

たとえば、女性に対する暴行では、多くの人々が米兵によって暴行を受けました。それでたくさんの人たちが、抑うつや不安、ＰＴＳＤの症状を発症しました。精神科専門医の立場の意見は貴重です。そのような視点から、戦争や戦争に関連する軍事基地その他が存在することによって起こる健康被害、特に精神心理的健康被害をどんどん発信していただきたいと思います。

医師Ｄ　沈黙についてお伺いします。自分たちに賛成しない人たちは、自分たちが敵視している人たちの味方であるという考え方は、いじめのようなケースです。こと政治的な問題だと、この活動の目的である反戦、平和の実現に対して逆にネガティヴに働くのではないかと思うのですが、徳田先生は、沈黙は賛成と同じだというときどのような整合性をもって発言されているのでしょうか。

■沈黙しないで皆で力を合わせよう

徳田　私は、沈黙している人々を敵視しているのではありません。一緒に仲間に入って欲しいと希望しているのです。協力し団結しましょう、というメッセージです。問題は、今何がイシュー（問題）になっているかです。あるイシューでは沈黙もあり得ます。自分が沈黙していても良い方向にほぼいく、と思ったら沈黙もあり、だと思います。

しかし自分が沈黙していたら、自分が理想とする方向とは逆の方向に行くだろう、皆が被害を受けるだろうと思ったら、沈黙は賛成を意味してその方向に行ってしまいます。その結果、被害者や犠牲者が増えてしまうのです。そのときは沈黙しないで、皆で力を合わせましょう、です。

医師のバービックさんが、沈黙について発言したのは、アメリカの人種問題や差別問題、銃規制問題に対してアメリカの医師団体が沈黙を続けていたからなのです。

そして最近動きがありました。アメリカ内科学会が沈黙を破って、政権や全米ライフル協会に対して、銃を厳しく規制するようにとの提言を出したのです。ところが、内科学会に対して全米ライフル協会が反撃しました。「ここは医師が入るレーンではない」と言ったのです。車線で言うと、これは銃に関するレーンであって、そこは医師が入るレーンではないというのです。ところがアメリカ内科学会は、「そのレーンもわれわれのレーンである。なぜなら銃で被害に遭った人たちを診るのは我々である。銃で胸部と腹部を撃たれた、四肢を撃たれた人たちを診療しているのは我々である。後遺症で苦しむ患者さんを診ているのも我々である。だから我々こそがこのレーンに存在すべきである」という反論を医学雑誌に掲載したのです。

医師D もう1点です。医師が政治に口を出すことに対する反発として徳田先生にも大きな批判を受けると思うのですが、その批判に対していかがでしょうか。

徳田 私は困りません。私は、批判は100%受けます。だけど120%の力を出します。これを「闘魂」と言います（笑）。プロレスリングでアントニオ猪木が言ったといわれます。ただし、闘魂は自分との闘いであり、他人との闘いではありません。相手の説を100%完全に聴く、その上で120%の力を出すことができるかは、自分との闘いに勝利することではじめて可能になるのです。

■エビデンスとデータで批判に立ち向かう

医師D　徳田先生にはそういう強さがあったと思います。自分で意見を言える人でも批判されて困っていることがあるでしょう？という意味でお伺いします。

徳田　相手の意見はよく聞いたほうがいいです。全く耳を貸さないです批判するのはよくありません。最近発達した脳科学理論によると、ナショナリズムも科学的に解明されてきています。人類が登場するときに、サルから進化して、まず知っている人間同士がグループを作って部族を作りました。ところが部族間の闘争が起きて、グループの人数を増やすためには、直接知らない人たちも含めて一緒にならないといけない。直接顔を知らなくても多数の人間が一緒に活動したほうがそのグループが発展することが、進化の中で有利になりました。このようにナショナリズムが生まれました。最初のナショナリズムは良かったのです。ハラリ氏のサピエンス関連書にも書かれていますが*、ナショナリズムそのものは悪ではありません。問題はファシズムです。ファシズムは、自分たちのナショナルに入っていない人たちは自分たち以下という差別の発想です。

ナチズムがファシズムなのは、ドイツ以外の民族は自分たち以下であるから殺してもいいという考え方だからです。これがファシズムです。良性のナショナリズムの人は私たちの周囲にたくさんいます。サッカーの国際試合で日本代表を応援する。これは良性です。この感情は脳の進化の中で獲得したものなので、皆持っているのです。しかし進化論的にもファシズムは誤りです。同じ人間の中での差別は科学的にも倫理的にも正しくないのです。

ナチズムもそうでしたが、日本もファシズムに多くの医師が加担したのです。ドイツの医学教育では必ずナチズムに加担した医師たちについての歴史的事実について教えられます。現代ドイツの教育では義務として教わるのです。しかし、私が知る限り、日本の医学部では、731部隊や太平洋戦争当時に日本の医師や医療者が行った残虐行為に対する歴史的な検証や事実を十分に伝えていません。大切なのは、プロフェッショナルとして、若い世代に正しい事実とエビデンスをきちんと伝えることです。そうでなければ、周辺諸国の人々への共感を持つことはできません。

医師E　WHO決議書34、38を医師たちは知らないと思いますが、どうしたら伝えることができますか？

徳田　伝える努力をします（笑）。私はいろいろなところで勉強会をしています。一人ひとりが少しずつやるようになれば、うねりになると思います。

＊ユヴァル・ノア・ハラリ：イスラエルの歴史学者。ヘブライ大学歴史学部の終身雇用教授。世界的ベストセラー『サピエンス全史 文明の構造と人類の幸福』、『ホモ・デウス テクノロジーとサピエンスの未来』の著者

ハラリ氏によるナショナリズムとファシズムの違い：ナショナリズムとファシズムはどう違うのか？

「ナショナリズム」は、自分の国は特別で、自分は自国に対して特別な義務を負っているという考え方。

「ファシズム」は、自分の国こそ最も優れており自分は自国に対してだけ義務があるという考え方で、それは自分の国以外の事に気にかける必要がないという考え方。

医師F　石橋湛山、瀬長亀次郎のお名前を聞けるとは思っていませんでした。

徳田　日野原先生は、「恕（ゆる）すことが大切」とおっしゃっていました。私は道徳的倫理の日野原ルールと呼んでいます。

日本が世界で行うべきは小日本主義です。資源や領土の奪い合いを目指した軍備増強ではありません。小日本主義とは、周辺諸国との友好関係から共に発展していくことです。その方が犠牲者を出さずに皆が平和で豊かになるのです。

第2章　琉球の平和主義から学ぶ

□沖縄―その悠久の歴史

私の実家は沖縄県南部の南城市です。南城市の歴史を調べるとおもしろいことがわかりました。南城市の洞くつで、なんと巻貝を加工して作られた世界最古（2万3千年前）の釣り針が発見されていたのです（**ボックス1**）。**ボックス2**は発掘成果の位置づけです。湊川人、その前の山下町第一洞穴人など沖縄で次々

ボックス１　世界最古の釣り針

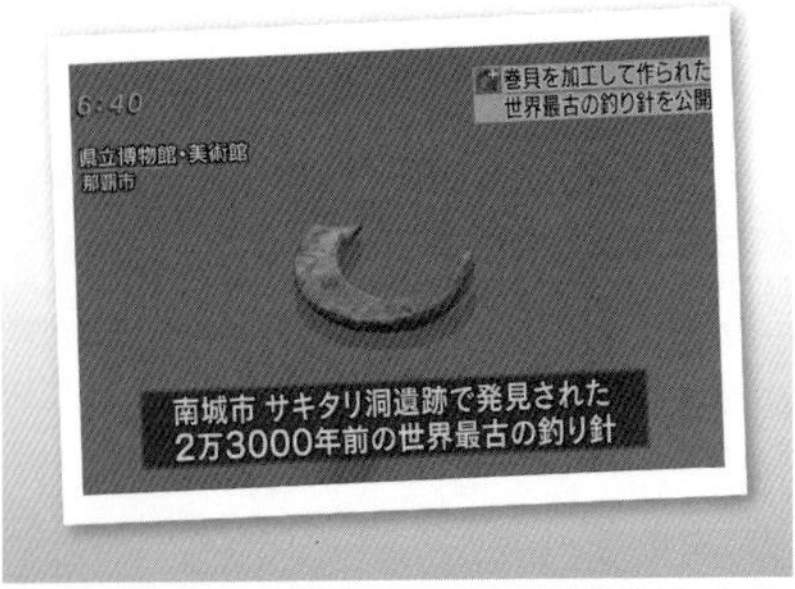

ボックス２　発掘成果の位置づけ

年代	従来の発見	サキタリ湖での発見	日本
36000年前	山下町第一洞穴人		旧石器時代
23000年前		今回発見された貝製品と人骨	
22000年前			
20000年前	港川人		
16000年前			
14000年前	空白の時代	石英製石器と人骨（2012年発表）	縄文時代
9000年前			
8000年前	無文土器？	縄文土器（2013年発表）	
7000年前	南島爪形文土器		

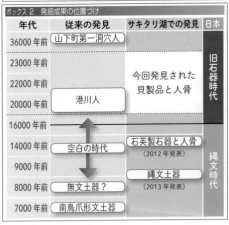

と旧石器時代の人骨が発見されています。このように沖縄には悠久の歴史があったことがわかります。

世界最古の釣り針、日本最古の人類が発掘されている沖縄。人類史的には、沖縄の歴史は日本のなかでも最も長いものといえます。その歴史の中でも特筆すべきは、平和を愛する国をつくりあげたことでしょう。その琉球国は、小さい島国国家として繁栄するため、経済的には周辺諸国との貿易を行い、政治的に選択したのは平和外交でした。

19世紀、極東を調査して欧州に戻った英国人は、フランスのナポレオンに対して琉球国について伝えていました。英国はじめヨーロッパの人々がアジアに調査に来る際に、琉球は航路のポイントとして寄港するところだったからです。バジル・ホール＊（**ボックス3**）という英国人です。琉球には500年もの長い間軍隊が全くないという歴史を発見して大変驚いて、その後ナポレオンにそのことを伝えたのです。

ボックス3　バジル・ホール

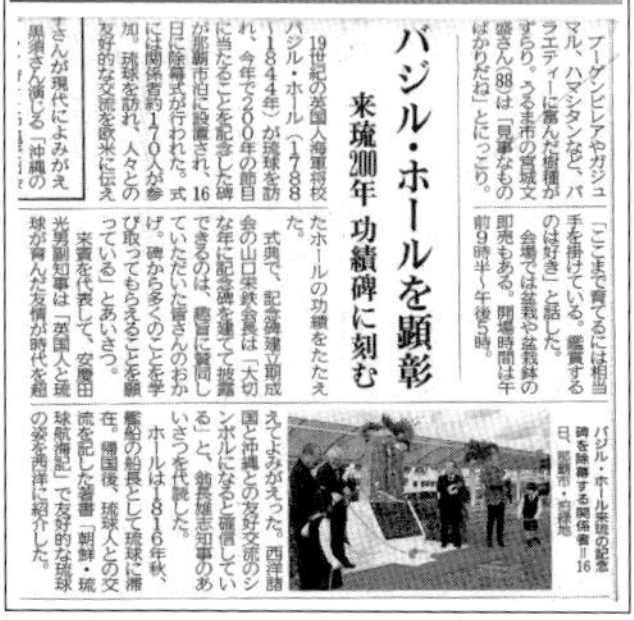
ブーゲンビレアやガジュマル、ハマシタンなど、バラエティーに富んだ樹種がずらり。うるま市の宮城文盛さん(88)は「見事なものばかりだね」とにっこり。

「ここまで育てるには相当手を掛けている。鑑賞するのは好き」と話した。

会場では盆栽や盆栽鉢の即売もある。開場時間は午前9時半～午後5時。

バジル・ホールを顕彰
来琉200年 功績碑に刻む

19世紀の英国人海軍将校バジル・ホール（1788～1844年）が琉球を訪れ、今年で200年の節目に当たることを記念した碑が那覇市泊に設置され、16日に除幕式が行われた。式には関係者約170人が参加。琉球を訪れ、人々との友好的な交流を欧米に伝えたホールの功績をたたえた。

式典で、記念碑建立期成会の山口栄鉄会長は「大切な年に記念碑を建てて披露できるのは、趣旨に賛同していただいた皆さんのおかげ。碑から多くのことを学び取ってもらえることを願っている」とあいさつ。

来賓を代表して、安慶田光男副知事は「英国人と琉球が育んだ友情が時代を超えてよみがえった。西洋諸国と沖縄との友好交流のシンボルになると確信している」と、翁長雄志知事のあいさつを代読した。

ホールは1816年秋、艦船の船長として琉球に滞在。帰国後、琉球人との交流を記した著書「朝鮮・琉球航海記」で友好的な琉球の姿を西洋に紹介した。

バジル・ホール来琉の記念碑を除幕する関係者＝16日、那覇市・泊緑地

さんが現代によみがえ
さん演じる「沖縄の

＊バジル・ホール（Basil Hall, 1788～1844年）：19世紀のイギリスの海軍将校，旅行家，作家．インド洋，中国，朝鮮，琉球，中南米，北米各地を航海したことで知られる．ベイジル・ホールと記述されることも多い．著書に「朝鮮・琉球航海記―1816年アマースト使節団とともに」(岩波文庫)がある．

軍隊を持たずに繁栄している島国があることを知り、ナポレオンは絶賛しました。何度も戦争をしていたナポレオンも、武器を持たないで、平和主義で栄えていた国があるのに驚いたのです。ナポレオンは当時のパリ中心街のとある道路に「琉球通り」と名付けました。

16世紀に琉球で編纂された歌謡集「おもろさうし」全22巻は平和の価値の高さを示しています。琉球漆器や紅型（びんがた）など、貴重な伝統工芸品や衣装デザインは平和的国際交流を行なったからこそ生まれた豊かな文化でした。

1804年に華岡青洲が世界で初めての全身麻酔を成功させたと日本の医学史では教えられています。しかし、1689年に史上最古の全身麻酔手術が琉球国の高嶺徳明によりすでに行われていました。琉球での活発な医療国際交流のおかげだったのです。高嶺徳明は医師ではなかったので、医学史では取り上げられませんでした。

しかし、薩摩藩は豊臣秀吉や徳川家康の了解を得て、琉球を軍事的に支配しました。奄美諸島を強制的に領有し、琉球の人々に重税を課したのです。琉球は食料不足で生き地獄となり、多くの人々が栄養失調で亡くなりました。琉球からの収益で力を付けた薩摩藩は長州藩と連携し明治政府をつくりあげることができました。明治維新達成の陰には琉球の苦しみがあったのです。しかし、明治政府はただちに琉球処分を行い、併合しました。

一方、ジョン万次郎＊（ボックス4）は、明治維新を起こすきっかけとなるアメリカ文化を最初に導入しました。福沢諭吉に英語を教える家庭教師にもなりました。元々漁師であったジョン万次郎は、遭難したときにアメリカの船に助けられアメリカに渡りました。日本人第1号のアメリカ留学生となったのです。しかし、帰国する際には、当時の日本は鎖国で戻ることができない。そこでまず琉球に来ました。平和主義の琉球で支援を得たのです。そのあと九州に渡り、明治維新にかかわるような教育活動を行うことができたのです。

ボックス4　ジョン万次郎

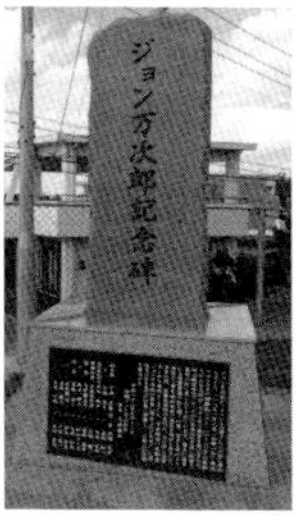
ジョン万次郎記念碑

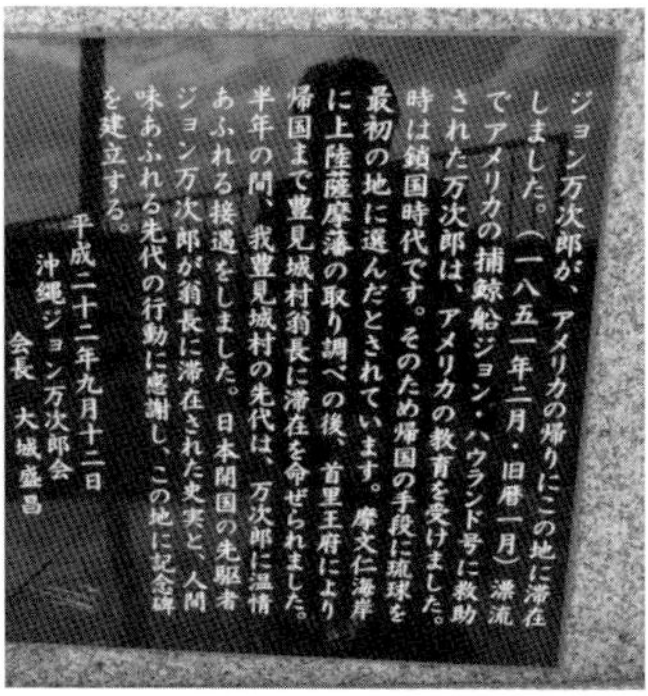
ジョン万次郎が、アメリカの帰りにこの地に滞在
しました。（一八五一年二月・旧暦一月）漂流
でアメリカの捕鯨船ジョン・ハウランド号に救助
された万次郎は、アメリカの教育を受けました。
時は鎖国時代です。そのため帰国の手段に琉球を
最初の地に選んだとされています。摩文仁海岸
に上陸薩摩藩の取り調べの後、首里王府により
帰国まで豊見城村翁長に滞在を命ぜられました。
半年の間、我豊見城村の先代は、万次郎に温情
あふれる接遇をしました。日本開国の先駆者
ジョン万次郎が翁長に滞在された史実と、人間
味あふれる先代の行動に感謝し、この地に記念碑
を建立する。
平成二十二年九月十二日
沖縄ジョン万次郎会
会長　大城盛昌

＊ジョン万次郎（1827～1898年）：江戸時代末期（幕末）から明治にかけてアメリカと日本で活動した日本人である．アメリカ人からはジョン・マン（英語：John Mung）という愛称でも呼ばれた．土佐国（現・高知県）出身．帰国後は本名として 中浜 万次郎（なかはま まんじろう）を名乗った．なお，「ジョン万次郎」という呼称は，1938年（昭和13年）に第6回直木賞を受賞した『ジョン萬次郎漂流記』（井伏鱒二）（偕成社，1999）で用いられたことで広まった．

□戦争と医師

私の両親は沖縄で生まれ、太平洋戦争のとき小学生でした。その頃、沖縄近海で、アメリカの潜水艦の魚雷を受けて沈没した対馬丸（つしままる）事件*が起きました（**ボックス5**）。1000人以上の子どもや教員が亡くなりました。対馬丸は、貨物船でしたので1発の魚雷で沈没したのです。実は、私の母親もこの対馬丸に乗る予定でした。人数超過のため間一髪で乗船しませんでした。もし乗っていたら今の私は存在しません。このことを後に母から聞かされました。

ボックス5　対馬丸事件

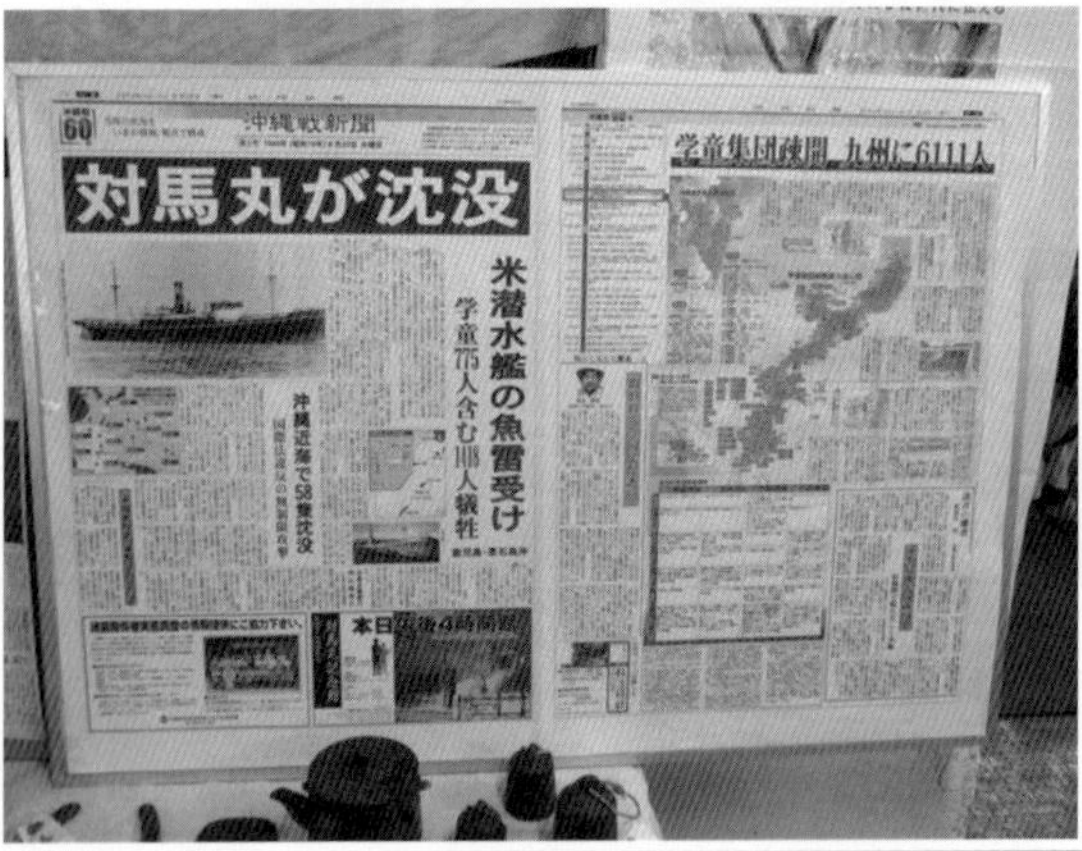

沖縄戦新聞
対馬丸が沈没
米潜水艦の魚雷受け
沖縄近海で58隻沈没
学童集団疎開 九州に6111人

＊対馬丸：日本郵船のT型貨物船の一隻で，総トン数6,754トンの貨物船．太平洋戦争中の1944年8月22日，政府命令による学童疎開輸送中にアメリカ海軍の潜水艦の攻撃を受け沈没．犠牲者数1,484名を出した．

日米の激しい地上戦が展開された沖縄戦では20万人以上が死亡しました。その過半数は民間人でした。子供や女性を含む多くの人々は、日本軍の上層部からの命令で集団自決を強制させられました。集団自決という悲しい事実があったのです。

しかし最近、このような事実は、近年の政権による歴史修正主義により否定されるようになり、教科書検定により子どもたちにも伝えられないようにされています。「慶良間（けらま）での行動には日本軍の命令はなかった」と教科書が書き換えられたのです。

日本軍には多くの医師も関わりました。特に問題なのは関東軍防疫給水部（通称731部隊）の反倫理的行為です。中国の人たちなどに、細菌をはじめとする人体実験を行い、3000人におよぶ人々が亡くなりました。その行為の中心となっていたのは数多くの医師でした。ところが、現代の医学教育の中で正しく伝えられていません。私も医学生時代には医学部で教わりませんでした。しかし私は知っていました。森村誠一さんの本*を読んでいたからです。森村さんが「悪魔の飽食」を出版したのと同じころ、本多勝一さんも「中国の旅」で731部隊の反倫理的行為を詳細に記載しています。

日本政府は731部隊の反倫理的行為について真摯な謝罪を行っていません。そして日本の医学界も沈黙しています。これはドイツと違う点です。ナチスに属し非人道的行為を行った医師に関して、ドイツは小学生全員に教え、医学部の学生に教えています。

冠名疾患を発見し医学的に業績を残した人でさえ、ナチスであったことが後に判明して、その名前を使うのは問題であるとされた医師もいました。ウェゲナー医師の名前を冠したウェゲナー肉芽腫症は多発血管炎性肉芽腫症と改名されました。ライター医師が記述したライター症候群も反応性関節炎と改められました。2人ともナチスの反倫理的活動に参加していたことが判明したからです。最近問題になっているのはアスペルガー症候群です。これもアスペルガー医師がナチス党員であったことが明らかになりつつあります。この名前も改められると思います。

ドイツ医学の責任者達はこのようにアカウンタビリティーを持っています。これは「説明責任」と訳されていますが、黒川清先生（日本医療政策機構代表理事）によると、それは誤訳とのことです。「自己に都合よく説明して終了」ではないのです。その結果の「倫理的責任」を取らなくてはいけないのです。731部隊で日本の医師達が行った歴史的事実を後世に伝え、二度と繰り返さないように努力するのがアカウンタビリティーなの

＊『悪魔の飽食』：小説家の森村誠一が日本共産党機関紙の「赤旗」の記者で日本共産党員の下里正樹との共同取材に基づいて，関東軍731部隊を扱かったノンフィクション作品．第1部は1981年に『しんぶん赤旗』日刊紙版に，第2部は1982年に『しんぶん赤旗日曜版』に連載され，2冊は光文社から単行本として刊行された．

です。医学教育者は、戦争中の７３１部隊や国内の医学部での人体実験など、外国人へ行った数々の反倫理的行為を、医師、学生や研修医に隠してはいけません。

□沖縄の戦後

日本軍の敗戦直後、米軍は生き残った沖縄の人々を強制収容しました。私の両親も収容されました。米軍は家や農地を奪って、基地や飛行場を建設しました。ゴルフ場などの軍人用娯楽施設も建設しました。当時の国際法にも違反する行為で収奪された多くの土地は未だに返還されていません。基地があるがゆえの女性への暴行、軍用機事故、騒音被害や環境汚染などで、多くの人々が犠牲になり、それも現在進行形で続いています。いろいろな事件で犠牲になる方を診るのは私たち医師です。

復帰前には、世界最大の核兵器基地ともなり、最大時は１３００発の核兵器が装備されました。そのため、旧ソ連や中国からの無数の核ミサイルの標的地となっていました（**ボックス６**）。今問題になっている辺野古にあるキャンプシュワブの弾薬庫の中にも核ミサイルがありました。核ミサイルの周りで子どもたちが遊んだり、女性が芝生の手入れをさせられていました。

ボックス 6

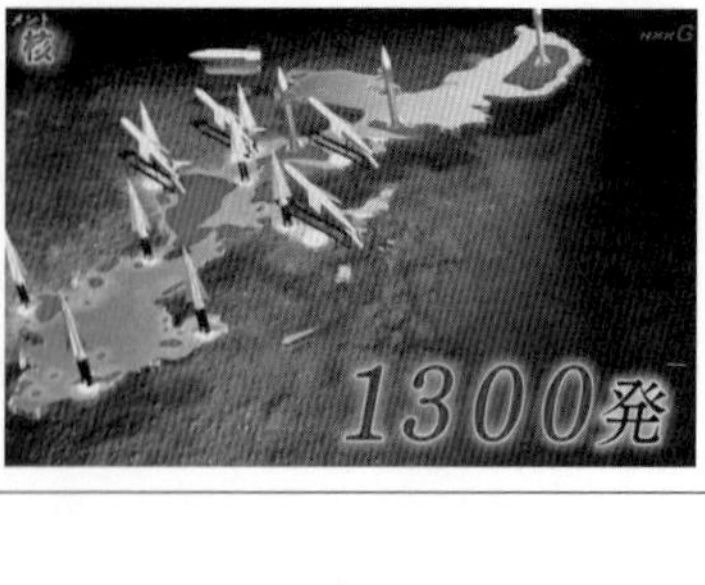

１９５０年代後半、私が生まれる前のことですが、当時のアメリカ軍の那覇基地で、核ミサイルが誤射されるという事件がありました（**ボックス７**）。ミサイルは爆発せずに那覇の海の沖に潜りました。この事件でアメリカ軍兵隊の一人が亡くなっています。当時の新聞の記事では、これが核ミサイルであったことは知らされていません。

このミサイルが間違って中国やソ連に向けて発射されていたら、どうなったでしょう。おそらく沖縄に向けて報復のミサイルが無数に撃ち込まれたと思います（**ボックス８**）。沖縄の受ける被害は甚大だったでしょう。この事件も２年前にようやく明らかになりました。それまでアメリカ軍はこの事件を隠していたのです。公文書を公開するというアメリカの法律で分かったことです。２０１９年アメリカのトラ

ボックス７　ミサイル誤射

爆発なら那覇は吹き飛んでいた　次ページ »

NHKスペシャル『スクープドキュメント　沖縄と核』取材班　2017年09月09日

いいね！3,026　シェア　コメント 19　G+　B!　印刷　A　A

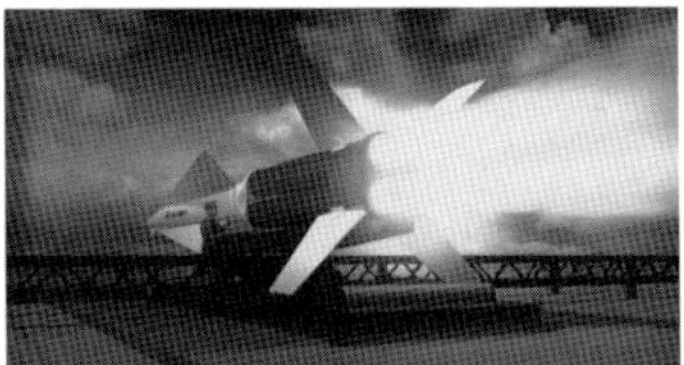

核ミサイル、ナイキ・ハーキュリーズ（NHK提供）

ボックス８　中距離弾道ミサイルの射程範囲

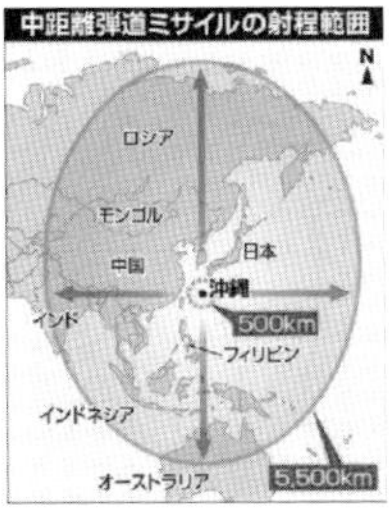

ンプ大統領はＩＮＦ条約*を撤回しました。沖縄にまた中距離ミサイルを配備する計画があるという情報があります。核ミサイル装備が心配です。

日本政府は非核３原則を守ると言っています。沖縄の米軍基地に今も核が持ち込まれているとの説があります。アメリカ軍の基地の中に入ることができないので調査できません。日米地位協定**の縛りがあるために原則的にできないのです。事件があっても逮捕はできず、環境問題があっても調査、立ち入りもできません。かつて核密約***というニクソン・佐藤会談でもこのことは明らかになっています。

■ネバーイベントへの警告

社会的責任のための医師の会（Physicians for Social Responsibility：ＰＳＲ）という医師団体は、核兵器が非人道的であることを医学的に伝えています。その団体の医師は、核

＊INF 条約：中距離核戦力全廃条約（Intermediate-Range Nuclear Forces Treaty）は，アメリカ合衆国とソビエト連邦との間に結ばれた軍縮条約の一つで，中距離核戦力 (Intermediate-range Nuclear Forces, INF) として定義された中射程の弾道ミサイル，巡航ミサイルを全て廃棄することを目的としている．

＊＊地位協定：日米地位協定の改定を主張する沖縄県の玉城デニー県政は，米軍が駐留する欧州各国で，米軍の地位協定や基地の管理権などを調査した報告書をまとめた．2017 年からドイツ，イタリア，イギリス，ベルギーの４カ国を調査した．日本は米国と安全保障条約，地位協定を結んでいるが，４カ国は北大西洋条約機構（ＮＡＴＯ）とＮＡＴＯ軍地位協定を締結．各国とも補足協定などで米軍に国内法を適用して活動をコントロールしており，米軍の運用に国内法が適用されない日本との差が明確になった．

＊＊＊核密約：1969 年にリチャード・ニクソン大統領と佐藤栄作首相が「沖縄の核抜き・本土並み返還」に合意するに先立って行なわれた事前の秘密交渉の過程で，有事に際して米軍が日本に核兵器を持ち込むことを日本側が認めていた．

兵器が間違って発射される可能性としてのヒューマンエラーに関しても警告しています。有名な医学雑誌のNew England Journal of MedicineにＰＳＲの医師がそのように発表しています*。

その論理は、医師が常に病院という環境の中で残念ながら体験しているネバーイベントです。医療事故です。医療事故はけしからん、ネバーイベントなのだ、という思いはありますが、世界中で起きています。ゼロにはなりません。ゼロにするためにはシステムごとなくさなければなりません。しかし、医療システムはなくせません。

しかし、核兵器はなくせます。システムとしての核兵器を廃絶すべしということです。医師はこのような視点から核廃絶の運動を行うべきです。

ベトナム戦争のころ、若いアメリカ兵が沖縄に送り込まれて、沖縄の地元の人たちと交流をしたのですが、ベトナム戦争に行った多くのアメリカ兵が遺体となって帰ってきました。

---

* Matt Bivens A. "Never Event" that could kill millions. N Engl J Med. 2019; 381: 203- 5.

戦争はひどい。基地を支えていること自体がその戦争に加担している。沖縄の人たちは、そこに気づくようになったのです。だから基地に反対するのです。

□沖縄の人々の健康

沖縄県民の健康について紹介します。30年前、ニューヨークタイムズのベストセラーのトップ10に健康沖縄ブームの本が入っていました（**ボックス9**）。ナショナル・ジオグラフィック誌も沖縄特集を組み、世界一の長寿地域と喧伝しました（**ボックス10**）。今でも100歳以上の方が多いです。長寿の方のほとんどが戦前生まれです。

■様々な病気で全国平均より悪化

では、戦後生まれの人々の健康はどうなったでしょうか。**ボックス11**のように総死亡率が高くなり、生活習慣病死亡率・罹患率で多くの項目で全国ワースト10入りしています。以前、私は県立病院にいましたから、沖縄県の疫学について調べる機会がありました。様々な病気で全国平均より悪いことがわかりました（**ボックス12**）。

ボックス 9

世界では健康沖縄ブームがあった

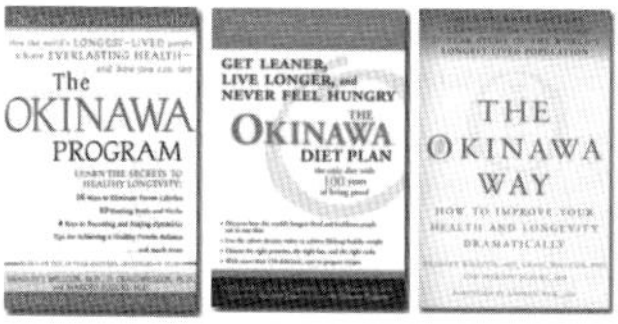

ボックス 10

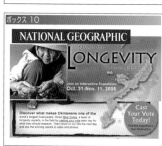

■圧倒的にアメリカナイズされた生活習慣

その要因（ボックス13）は、車社会、欧米型の食生活、高い失業率、飲酒励行社会に加え、アメリカ軍の影響です。沖縄の貧しい人々に対して米軍からタバコやコーラ、そしてスパムが支給されました。ジャンクフードで食事をする人々も増えていきました。子どもの頃の生活習慣は大人になっても続きます。

沖縄では、圧倒的にアメリカナイズされた生活習慣が目立ちます。たとえばアイスクリーム（**ボックス14**）。たまに食べるのはいいのですが、毎日食べていると糖尿病になります。ドライブスルーといって車を降りなくても車の中から食べ物を注文できるレストラン（**ボックス15**）。便利なシステムですが運動不足とカロリー過剰になります。

ボックス 11

沖縄県戦後生まれ世代

戦後生まれ世代
全国の同世代よりも総死亡率が高い

生活習慣病死亡率・罹患率
→多くで全国ワースト10入り

ボックス 12

沖縄県死亡疫学調査

1. 心血管疾患死亡率が高い
2. 肺癌死亡率が上昇
3. 肝硬変死亡率の上昇
4. 糖尿病死亡率の上昇
5. 自殺死亡率の上昇
6. 乳幼児死亡率が高い

ボックス 13

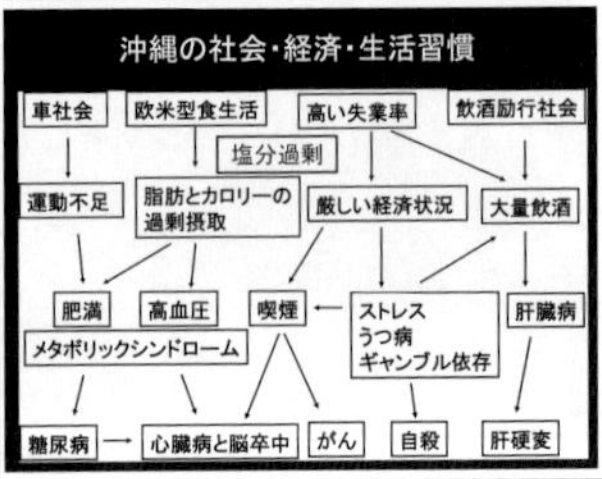

ボックス 14　ブルーシール・アイスクリーム

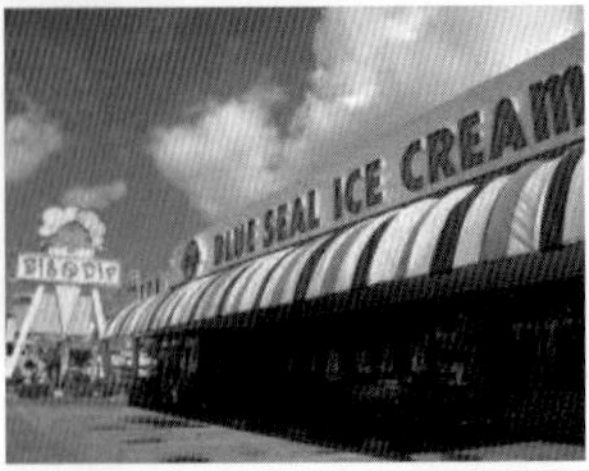

自動販売機も沖縄と本土では違います（**ボックス16**）。右と左を比べるとすぐわかります。右の沖縄はコーラが多い。人間は左の上から物を見ることが多いですので、自販機でも左の上の商品が売れます。左上が一番売れます。子どもの頃からコーラのような砂糖水を飲んでいると、糖尿病になりやすくなるのは当然です。味覚は子どもの頃に確立しますから、子どもの頃好きになったものは大人になってからも好きなのです。喉が渇くとコーラを飲む生活はアメリカ軍の影響です。

■主食のスパムは軍事食糧

沖縄でよくある食肉メニューはスパムです（**ボックス17**）。医学的にはお勧めできない現象が起きているのです。戦前はそういうものはありませんでした。戦前はスロー調理で作られた豚肉がゴーヤーチャンプルに入っていたのに、なぜかスパムに置き換わったのです。このスパムという商品はもともとホーメルというアメリカの会社が軍事食糧として作ったものです。第二次世界大戦のときに開発したのです。なぜ軍事食糧かというと、開けてすぐに食べられ、しかも保存が効く。何か月も保

ボックス 15　ドライブスルー

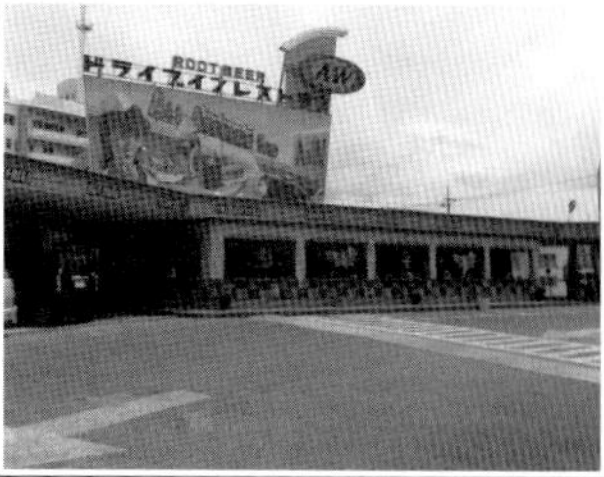

ボックス 16　沖縄の自動販売機

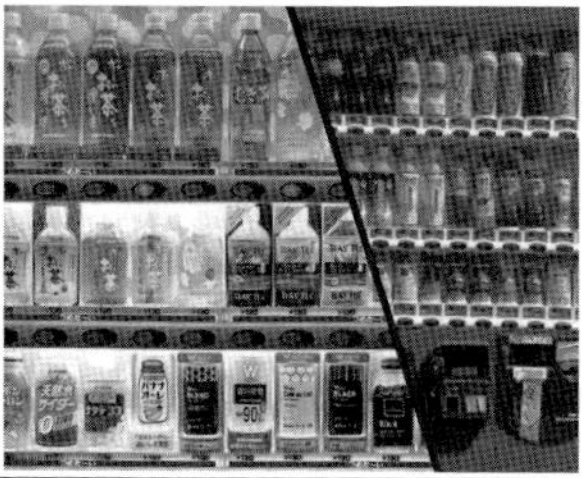

存できる。調理をする必要もありません。米軍はこの商品を大戦時連合軍に配っていました。おかげで兵隊はこれを毎日食べていました。イギリス軍の兵隊にも配られました。最初はおいしそうに食べていましたが、次第に気分が悪くなります。朝、昼、晩スパムだからです。そこで「スパムは迷惑」という流言が生まれました。イギリスのコント番組で有名な「モンティ・パイソン」があります。その中では今でもスパムのコントが出てきます。スパム＝迷惑が辞書にも載るようになりました。電子メールの迷惑メールは「スパムメール」と呼ばれています。実は、この商品が語源なのです。防腐剤など、体に良くない物質が混入されています。

■発がん物質濃度が高いタバコ

戦争終了後、沖縄ではアメリカ軍からタバコが無料で配給されました。そうすると皆、ニコチン依存症になります。ほとんどの男性はニコチン依存症となりました。その結果、肺癌、肺気腫にかかりやすくなりました。

沖縄では安くて３００円前後で手に入る発がん物質濃度が高いタバコが今もあります（**ボックス 18**）。

ボックス 17　スパム

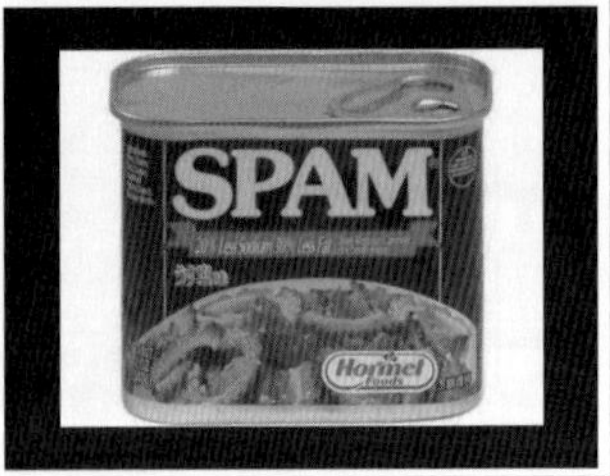

ボックス 18　タバコ

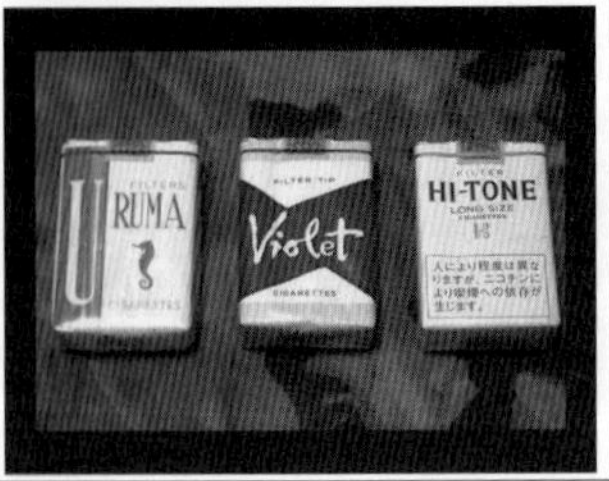

米国型生活習慣が身に付いたために、人々は生活習慣病で苦しんでいます。沖縄ではがん、肥満、糖尿病、などが急増し、都道府県平均寿命ランキングは急落しています。

私は医師として、このような患者さんを毎日診察し、基地の島での歴史の影響を感じています。沖縄の伝統的な生活習慣を子供の頃から身に付けていた戦前生まれの人々が比較的に長生きしているのに、戦後生まれが米軍由来の生活習慣を子供の頃に身に付けてしまい、早期に死亡しているのです。

■永遠の化学物質であるPFOS、PFOA

最近、問題になっているのはPFOS、PFOA*です。ほとんど分解されないフッ素系有機化合物ですが、これが沖縄の地下水に高濃度で見つかっています。発がんとの関連も示唆されています。

汚染源として今最も疑われているのがアメリカ軍です。PFOS・

* PFOS、PFOA：PFOSとはペルフルオロオクタンスルホン酸（Per Fluoro Octane Sulfonic acid）の略称で、有機フッ素化合物の一種。1940年代にアメリカで開発された界面活性剤で、耐熱性、耐薬品性など非常に優れた安定性を持ち、表面張力を大きく低下させることなどから、撥水剤や紙・布の防汚剤原料、泡消火剤成分などとして幅広く使用されてきた。類似化合物のペルフルオロオクタン酸(Per Fluoro Octanoic Acid：PFOA)も同様の性質を示し、フライパンのテフロン加工や食品包装紙の撥水加工の際の原料などとして幅広く利用されてきた。沖縄県内ではこれまでの調査の結果、嘉手納飛行場周辺の河川・地下水及び普天間飛行場周辺の地下水からアメリカやドイツの健康勧告値を超える濃度のPFOS・PFOAが確認されている。

ＰＦＯＡはアメリカ軍基地内で使用されています。ところが地位協定があるために県が調査を申し込んでも一切拒否されています。実は、これは沖縄だけの問題ではありません。ハーバード大学院の調査研究によると、アメリカ国内の米軍基地周辺でも汚染が起きていることがわかっています。

□正しい歴史を伝え、知ることが、平和と民主主義のエネルギーになる

この章では沖縄を中心に、戦争前後の歴史を振り返ってみました。

「正しい」歴史を知れば、沖縄が米軍新基地建設に反対する理由は当然です。日本政府は正しい歴史を隠さずに次世代の若者に伝えるべきです。

周辺諸国との平和外交で繁栄した琉球国を平和主義のモデルとして今こそ思い出すべきです。地球規模でみると、琉球国と同じように日本国も小さな島国です。隣国との貿易戦争や、境界領域での領土の奪い合いを行うのではなく、平和的国際交流で繁栄する日本を目指して欲しいものです。正しい歴史を伝え、知ることが、平和と民主主義のエネルギーになるのです。

第２章のまとめ

沖縄の歴史の中でも特筆すべきは、平和を愛する国、すなわち琉球国をつくりあげたことでしょう。小さい島国国家でもなんとか繁栄するため、琉球国は、経済では周辺諸国との貿易を行い、政治で選択したのは平和外交でした。

医学教育者は、戦争中の７３１部隊や国内医学部での人体実験など、戦時中に日本人医師たちが行った数々の反倫理的行為を、学生や研修医に隠してはいけません。正しい歴史を伝え、知ることが、平和主義と民主主義のエネルギーになるのです。

第3章　対話編その1　「平安山英盛先生と語る医師の平和活動」

対話編その１「平安山英盛先生と語る医師の平和活動」

徳田　この章では、平和活動を行っている医師で、私（徳田）の先輩（同じ沖縄県立中部病院の研修修了者）である、平安山英盛（へんざん・えいせい）先生にお話をお聞きします。私自身、沖縄県立中部病院で先輩から教育を受け、また後輩の教育をしました。平安山先生も私の指導医のうちの一人でした。改めてお礼を申し上げます。この対話編では、平和活動について医師はどうかかわるべきかについて伺います。危機に瀕する現代の中で、医師も幅広い視野をもって平和活動をして、医師が知ることを若い医師や一般市民に示していくという役割があると思います。これを実際に活動されている平安山先生にお話しをお願いします。

平安山　医師はどの科であっても、最終的には命にかかわっていきます。命を助けるのが医師の使命です。その点から言いますと、最も命を粗末にするのは戦争なのです。この戦争に関して、われわれ医師が無関心でいたら、目の前の診療に熱心で一生懸命頑張っても、かつての日本軍の７３１部隊のように取り込まれて、自分がほかの人の危害に加わっていることになる恐れがあります。広い視野で物事を見る習慣をつけなければなりません。

徳田　平安山先生は、命を助ける、それが医師がすべき行動原理と言われました。同感です。また、第二次世界大戦で日本軍の医師たちが行った反倫理的行動については、悲しいかな、現代の日本の医学部教育ではほとんど教えられていません。若い人たちに正しい歴史的事実を教えるべきと思います。それが再発予防に最も効果的です。ところが、歴史的事実を知らない人たちによって、今や歴史の否定、あるいは歴史の改ざん、いわゆる歴史修正主義が台頭してきています。これは危機的なことだと思います。平安山先生のご専門は外科ですが、沖縄県立中部病院という研修では日本のトップ病院の院長をされました。そのような先生のご発言は心強いと思います。ここで、平安山先生の経歴について、年表で時系列的に確認したいと思います。

1945（昭和20）年	7月20日	沖縄の大浦崎捕虜収容所で生まれる
1964（昭和39）年	3月	辺土名高等学校卒業
同年	4月	大阪大学医学部入学
1970（昭和45）年	3月	大阪大学医学部卒業
同年	4月	沖縄県立中部病院卒後臨床研修開始
1972（昭和47）年	4月	沖縄県立中部病院外科
1975（昭和50）年	8月	米国，ボルチモア，Franklin Square Hospital 外科研修開始
1979（昭和54）年	6月	米国，ボルチモア，Franklin Square Hospital 外科チーフレジデント終了
同年	8月	沖縄県立中部病院外科（一般外科，心臓血管外科）
1980（昭和55）年	3月	米国外科専門医合格
1982（昭和57）年	6月	沖縄県立中部病院心臓血管外科医長
1988（昭和63）年	4月	沖縄県立中部病院心臓血管外科部長
1997（平成 9）年	4月	沖縄県立中部病院副院長兼心臓血管外科部長
2004（平成16）年	4月	沖縄県立中部病院院長

□平安山英盛先生の生い立ち

徳田　私と平安山先生との出会いは、１９８８（昭和６３）年４月の研修医と指導医としてでした。そして、私が指導医になったときも、平安山先生は私からみて先輩の指導医として、その後、平安山先生が院長となり、院長からみて一人の職員として指導を受けました。つまり、私にとっては、３０年前からの師匠ということになります。医師としてのロールモデルの一人でもあります。

では、今日のお話の端緒として、平安山先生が生まれたときの時代状況、そして大学の医学部に入るまでのお話を、まずお聞きしたいと思います。

平安山　僕は、山原（やんばる）*の辺土名（へんとな）というところに生まれたと、戸籍上もそうなっています。

しかし親から聞かされていたのは、「あなたは大浦崎収容所で生まれたんだよ」でした。兄も知っていて、親戚からも「大浦崎収容所で生まれたのはあんただ」と言われたもの

＊山原（やんばる）は、沖縄県沖縄本島北部の、山や森林など自然が多く残っている地域である。また、沖縄本島の名護市以北を単にさすこともある。明確な区分はないが、恩納村と金武町を含んで以北がおおよその範囲である。

です。私は大浦崎収容所で、1945年7月20日に生まれたようです。

徳田　6月23日は今では沖縄の慰霊の日です。その年の6月23日に組織的な沖縄戦が終了しました。その約1か月後に先生は生まれたのですね。しかも米軍の捕虜収容所の中で。

平安山　はい、1か月後にまだ収容所にいました。大浦崎収容所は今のキャンプ・シュワブです。なぜ沖縄に収容所ができたかというと、私たちが住んでいたのは、当時の上本部村（かみもとぶそん）、豊原（とうばる）*でした。

当時そこには飛行場がありました。今は草木が生えてよくわかりませんが、米軍が土地を占領した後にその飛行場を造りました。飛行場建設のため、住民全員をトラックに乗せ、離れた場所である捕虜収容所に集められたのです。

徳田　そのとき平安山先生のお母様は、妊娠中だったのですね。妊婦の方も関係なく一緒に収容されたのですね。

＊上本部村（かみもとぶそん）は1947年 ～ 1971年に琉球政府（現在の沖縄県）国頭郡にあった村で、沖縄本島北部の本部半島北西部に位置しており、現在の本部町北部にあたる。

平安山　そうです。上本部、伊江島*などからトラックで運ばれました。子ども、妊婦関係なく全員です。

徳田　そこで生まれたということですね。

平安山　そうです。親戚も一緒に収容されていました。今、もともと家族の故郷の豊原の旧飛行場にはギンネムが生えています。というのは、その後P３C哨戒機の基地にしようという話があったりしましたが、反対運動が起きたおかげでできなくて済みました。旧海洋博覧会の会場から、本部町の山側に沿って行けば豊原に行くことができます。そこからは海が見えます。

徳田　先生が生まれたときの記憶はないと思いますが、その後にお聞きになった話によると、どれくらいの期間、収容所におられたのですか?

平安山　３～４か月だと思います。そのあとは、帰る場所がないのです。元の上本部の豊原は米軍に飛行場として取られてしまいましたので。家も畑もです。うちの父は時々豊原

＊伊江島（いえじま）は、沖縄本島の本部半島から北西 9km の場所に位置する周囲 22.4km の島。

に行って芋などの食料を私たちに運んでいました。うちの祖父は、父の父ですが、バクヨウ（牛の売り買い業）をしていました。当時の牛の売り買いは、車ではなく、山原まで来て、手綱を引いて海に入ったり、道なき道を運んだりしたのです。そのうち少しお金ができたので辺土名に土地を買いました。その土地は、屋敷ができるほどの広さでした。私たち家族はそこに移り住んだのです。

徳田　豊原の飛行場にはその後戻られたりはしなかったのですか？

平安山　飛行場には家が壊された後は何も残っていませんでした。米軍は我々の許可もなしにすべて取り壊しました。

徳田　まさに銃剣とブルドーザーによる家や畑の破壊、そして土地の収奪による軍事基地化ですね。民間人に対する非人道的な行為であり、当時としても国際法違反です。
　ところで、平安山先生は、国頭村辺土名に移られて、そこで小学校、中学校、そして高校に通ったのですね。

平安山　はい、小学校は辺土名小学校、中学校は国頭（くにがみ）中学校、高校は辺土名高校です。

徳田　先生は、当時はどのようなお子さんだったのでしょう。

平安山　辺士名に移住したのですが、畑はありません。開墾や土地を借りて小作をやるなどしていましたから家は貧乏でした。私の父は、長男（平安山英達氏、南部徳洲会病院名誉院長）は成績も良かったのですが高校には行かせませんでした。高校に入れても公務員くらいにしかなれないという当時の認識があり、そんなことより農業をやれと言っていました。ところが彼の同級生たちが高校を出て大学に行っている。そして帰省のたびに大学の話をしている。すると大学進学の希望が湧いてくるわけです。成績も悪くない。大検（高卒認定試験）を受けようとして勉強を始めていました。そのころ長男は、木こりや村の会計の仕事をしていました。木こりというのは、馬を連れて山の上まで行きます。馬を縄でしばらくしばっておいて、木を切ってきて集めて、かすがいで打ち付けて、7、8本並べて、馬の力で降ろしてきます。滑車も何もありません。しかも道なき道を、です。その馬を使って、馬車で砂や砂利を運んだりします。村の青年会の役員をしたりしていました。またバレーやバスケットの選手もしていました。そこへ夏休みのたびに同級生が帰ってきて、大学の話を聞かされていました。彼はその後2年くらいして大検に通りました。すぐ翌年に国費にも合格して、鹿児島大学医学部に進学しました。

徳田　お兄様との年齢差はどのくらいですか？

平安山　７歳くらいです。その下の兄とは３歳くらいの年齢差です。私は三男です。

徳田　平安山先生ご自身が生まれたのは１９４５年で終戦直後ですので、小学校から高校時代は戦後の大変な時代だったと思います。

平安山　貧しかったです。弁当はない。昼に家に帰っても両親は仕事をしているから誰もいない。食べるものがない。食べないでまた学校に行く。小学校低学年の頃はいじめられていました。

徳田　それはなぜですか？

平安山　わからないけど、やはり辺士名生まれでない移住者だったからではないかと思います。授業が終わると石を投げられました。

徳田　その後お兄様方の影響を受けて、医師を目指したのはいつ頃でしたか？

平安山　中学生の頃でした。そのころ兄は大学に行っていましたからね。中学生の頃には大学受験の勉強をしていました。高校受験の勉強ではないですよ（笑）。

徳田　その頃はもちろん予備校はないですね。

平安山　那覇とかコザ*など都会の人たちは塾に通っていましたからとてもかなわない。

小学校、中学校の頃の私は、成績はビリボーイ（笑）。学校では「以上総代〇〇」というのがありました。それは勉強のできる人が、代表として一番前に出ることがありました。いつも4名が決まって呼ばれました。彼らは、大人になってもそれなりの道を歩んでいます。

徳田　先生は勉強していなかったから、最初の成績は良くなかったのでしょうね。しかし、そこで奮起したのでしょうね。

平安山　小学校4年ころから勉強を始めました。いじめられて奮起したこともあったと思います。ビリボーイなので、家の親や長男が教えてくれましたが、いつの間にか鉛筆で頭

＊コザ市（コザし）は、沖縄県の沖縄本島中部にある、現在の沖縄市である。日本で唯一の片仮名表記の市名だった。また、沖縄県内の市、沖縄本島中部では唯一海に面していない自治体。

をたたかれていた（笑）。

徳田　お兄さん方からそういう指導もあったのですね。武闘派的指導ですね。

平安山　いや、それは全然役立たなかった（笑）。勉強しなくてはならないという意識を植付けるには役立ったでしょうがね。

徳田　その後、国費*としてどちらに行かれたのですか？

平安山　大阪大学です。6年間大阪で過ごしましたが、住んでいたのは箕面や池田です。この6年間は、私の人生で一番楽しかった。何もかも自由にできたからです。家にいる頃は、学校が終わっても、「どこどこの畑に来なさい」と言われていて、朝から晩まで仕事です。クリスマスの日などは「苦しみます」です（笑）。高校時代は、仕事は許してもらえました。トマトやニンジン、大根など作って出荷していました。私はフルに働かされていたのです。

徳田　戦後の時代は皆がそういう状況だったとのことでしたね。戦後19年経って生まれた私も、中学と高校時代にはサトウキビ畑の仕事を時々手伝っていました。

＊国費：日本政府（文部科学省）奨学金留学生（国費外国人留学生）．日本政府（文部科学省）奨学金留学生（国費外国人留学生）は、日本政府（文部科学省）からの奨学金を得て日本に留学する制度

□沖縄県立中部病院で研修を始めて2年目のときに沖縄は日本に復帰

平安山　コザの戦後とわれわれ山原の戦後は全く違います。山原には戦果はなかった。復帰のはるか前のころの話です。復帰とは何か、をわれわれは考えました。沖縄島が向こうに引っ張られていくのかなあなどと…。

徳田　ベトナム戦争での戦争特需ですね。一時的にコザの経済は良くなりましたが、戦争に関係するもので、その経済も長続きはしませんでしたね。実際、キャバレーや刺青を掘る店など、健康には良くないお店の乱立が中心でした。米軍が持ち込んだ負の遺産のひとつでもあると思います。平安山先生は、復帰の年（１９７２年）はどこにおられましたか?

平安山　大学卒業が１９７０年ですから、中部病院の研修２年目です。１９７０年は昭和４５年ですので、われわれは「４５卒」と呼ばれていました。１９７０に大阪から帰ってきて、すぐ結婚しました。まだ２５歳でした。妻は高校の同級生です。

徳田　平安山先生が県立中部病院で研修を始めて2年目のときに沖縄は日本に復帰したことになりますね。私はその時小学2年生でした。那覇市の与儀小学校に通っていました。その時代のことは今でも覚えています。ドルを円に紙幣を交換したのが印象に残っています。あの時のレートは1ドル＝360円程度でしたから、ドルの価値が高かった。

平安山　そして、復帰（1972年5月15日）の前日に私の長女が生まれました。

徳田　米軍は民間人の土地の収奪など非人道的なことを行う一方で、保健医療を改善することを行いました。その点は私も評価しています。中でも特筆すべきは、地域での保健婦活動の推進と沖縄県立中部病院における研修プログラムの立ち上げでした。ところで、その頃の沖縄県立中部病院での米国人指導医の印象はいかがでしたか？

平安山　米軍が作った病院ですし、違和感はありませんでした。特に印象深かった米人医師と言えば、麻酔科のピアソン先生です。彼は優れた指導医でした。一発で気管挿管していました。「思いきっていくんだよ」と言われて、私たち研修医も勇気をもって挿管できました。

徳田　初代の研修プログラムディレクターはミネソタ大学のニール・L・ゴールト・Jr先生でした。ゴールト先生は、朝鮮戦争休戦開始直後に韓国に招かれて、韓国の医学教育改革を行いました。そしてその後台湾に招かれて、台湾の医学教育改革を行いました。その後、沖縄に来られて、沖縄県立中部病院のプログラムを作ったのです。この経緯の詳細は、私が編集長をやっているJGFM誌に論文として発表しました*。そのゴールト先生はいかがでしたか？

平安山　彼はもうミネソタへ帰っていました。外科系の指導医は真栄城優夫先生しかいませんでした。私は中部病院研修医の４期生です。外科では与儀先生以外あまりいませんでした。南部徳洲会に移った堀川義文先生はわれわれより２、３歳上です。私は真栄城、堀川先生の直系です。真栄城先生は厳しかったのですが、なぜか私には厳しくなかった。

私は、その後卒後５年目、1975年に米国ボルチモアに留学しました。そこのボスは真栄城先生の親友でした。あちこち留学先を探しましたが、結局そこに行くことになりました。

徳田　そこへ行かれて、ほかの研修医と比べて手術が非常に上手であるので飛び級したと聞いています。中部病院での研修はどうでした？

---

* Yasuharu Tokuda, Makoto Aoki, Junji Machi. Dr. N. L. Gault, Jr. (1920 - 2008) and History of Medical Education in South Korea and Okinawa. J Gen Fam Med. 2017 Jun; 18(3): 100–101.

平安山　７０年代に研修を始めた当初からいろいろな症例を経験していました。研修医の頃、交通事故で運ばれてきた２０歳代の女性がいました。顔面が真っ黒で、死にそうでした。上大静脈が圧迫されているのかと思って、連れて行って造影検査してみたら、圧迫はされていない。何だろうと考えました。そのとき閃いたのは心タンポナーデなのかなということでした。文献を調べて、腰椎穿刺針で、20ｃｃドレナージしたら、パッと良くなりました。血圧も上がった。これは研修医２年目のことでした。このほかいろいろな経験をしました。

徳田　それも指導医が付かずに、初期研修医だけでやったのですね。今では、患者安全の観点からありえませんが、昔は自由にやらされていましたね。

平安山　指導医はずっと付いているわけではありません。われわれが当直しているときに、院内に待機していた指導医は耳鼻科や整形外科、泌尿器科の先生でしたので、外傷はほとんど相談もしませんでした。

徳田　救急室での診療は自分たち初期研修医でやる、というのが当たり前でしたね。その経験があったので、手術はたちまちうまくなった。

平安山　大体は２年目の研修医がやっていました。

□平安山先生は、優しい外科医としてロールモデルだった

徳田　そして米国研修でさらにスキルをアップさせたのですね。先生は、帰国されてからは沖縄県立中部病院で一般外科、心臓外科で、院長までなさって定年まで、勤められました。私も何年か一緒にお仕事をさせていただきましたが、私の印象で先生が最も特徴的だと思うのは、外科医なのになぜこんなに優しいのか、ということです。中部病院の外科系の先生方は、いわゆる「武闘派」（笑）が多かった中で、平安山先生はなぜか優しかった。これはもともとの性格でしょうか。

平安山　私は意識してはいないけれど、そういう性格なのだろうね。

徳田　私にはオスラー先生の著書の「平静の心」を地でいくようなロールモデルのように感じました。手術で重症患者を助ける場面でも、先生は平静でおられるのを見ていました。

平安山　いや、そういう場面だけではなかったですよ。手術をやっているときはいつでも、とっさの判断をしなければ助からなかった症例が多かった。産業事故で砂に埋められた人が運ばれてきて、気

胸でチェストチューブを入れていたのですが、出る空気があまりにも多いので、2本入れた。それでもうまくいかないので、気管支鏡を入れたらどうも気管が切れているようなのです。そこで手術しかないということで、右開胸をしました。そうしたら縦郭胸膜が風船みたいに膨らんでいる。

そして、中に入るためには気縦郭のところを切らなければならない。しかし、切ったとたん麻酔が吹き込む、空気がみな外に出ていって、肺が左側も膨らまなくなった。術野に空気がリークしてO_2が下がってきた。麻酔医もわれわれもパニックに陥りました。「きれいなチューブを出せ」と言って術野から挿管しようとしました。ところが肺の気管支にチューブが入らない。そこで「気管に指を突っ込んで、麻酔医に、入っているチューブを押せ」と言いました。それを左側の肺に入れた。こうして患者は助かった。これがとっさの判断です。その後の外傷学会では、「即応能力を身につけないといけない」というテーマで、病態に応じて、ほんの一瞬で生死を分けることを発表しました。

□定年退職後に命を守る平和活動を始めた

徳田　平安山先生は皆のロールモデルとして、外科医としても指導医としても、そしてまた院長になられて退職されたわけです。そしていよいよ、今取り組まれている平和の活動についてご意見を伺う前に、院長を退職された状況をお尋ねします。

平安山　院長を終えたらゆっくりのんびり過ごそうと思ってすぐ沖縄療育園に来ました。定年後ゆっくりしてギターやゴルフを練習してうまくなろうかなど思っていました（笑）。パソコンも作ってみようかなど。もう7つくらい作っています。

徳田　そういう趣味に打ち込んでいるなかで、平和の活動にお力を注いだきっかけは何ですか？

平安山　仲井真弘多（なかいまひろかず）*知事です。

＊元沖縄県知事。在任期間：2006年12月10日～2014年12月9日。

仲井真知事とは県立病院の行く末を検討する会があり、仲井真知事から直接電話をもらって、知事公室まで行って、県立中部病院が果たしている役割をＰＰＴで説明したりしていました。ところが、辺野古の問題*に関しては、仲井真知事は県民を裏切りました。

徳田　この米軍基地建設の容認は沖縄の歴史では初めてでした。これまで沖縄の米軍基地はすべて強制的に土地を収奪して造られたものでしたから。

平安山　普天間飛行場の即時返還。辺野古への基地建設反対は実際、沖縄県民全体の願いだったのです。建白書**は、自民党を含めて県会議員、市議会議員の全議員が、オスプレイ反対、辺野古移設反対について、血判のように印鑑を押したのです。それを裏切った行動は、私に許せませんでした。

徳田　そのとき先生は療育園の園長として、ゆっくり過ごそうと考えられておられたのですが、それは寝耳に水ですね。

＊米軍普天間飛行場の名護市辺野古への移設問題。沖縄県宜野湾市に設置されているアメリカ海兵隊普天間飛行場の機能を果たす基地、施設を何処にどのような条件で設けるかという問題である。

＊＊ 2013 年 1 月 28 日、県内 41 市町村の代表らがオスプレイの配備撤回や普天間飛行場の閉鎖・撤去・県内移設断念を求める『建白書』を安倍首相に提出した。

平安山　**沖縄県民が、「はい、ここに基地を作ってください」と言って作られたのは一つもありません。**

徳田　沖縄の米軍基地は、銃剣とブルドーザーで作られたという歴史的事実が有名です。非人道的行為ですので、本来ならただちに沖縄県内のすべての米軍基地を沖縄に返還すべきです。

平安山　現在の政府が、「昔の辺野古、今のシュワブは住民の同意があって作られた」と言っていますが、その住民も恫喝されていたのです。

徳田　そうでしたね。ところで、平安山先生は具体的にどのように抗議の活動をお始めになったのですか？何かネットワークはあったのですか？

□抗議活動はこうして始めた

平安山 何もありませんでした。まずこの沖縄療育園の医師を賛同させました。それから外科の長嶺先生の弟で那覇で開業している医師で、昔自民党の大物だった長嶺議長の息子さんから電話がかかってきて、「これはおかしい」と言って、私に賛同してくれました。その後、私の意見が新聞に載りましたが、あちこちから賛同の声がよせられました。それで、この活動はうまくいきそうだなと思いました。54名くらいが集まったところで新聞広告を出しました。

徳田 たった一人からのスタート。正義に基づく倫理感からの呼びかけですね。その新聞広告のトップに平安山先生のお名前が筆頭に記載されています（**ボックス1**）。

県内の医療組織には打診されましたか？

平安山 組織には直接働きかけていないし、個人ごとに働きかけました。私は、全部自分で電話をかけ、ファックスを送りました。

徳田　一人ひとりご自分で直接にお願いをしたのですね。

これこそが医の倫理と思います。一人一人自分で考える。自分自身の倫理観で考える。プロフェッショナリズムを持った医師であればそれができると思います。

平安山　最初の広告は趣意書も載っています。一番大事なのは、普天間基地の廃止を冒頭に持ってきていることです。表題が「辺野古新基地反対、命を守る医師の連絡会」となっています。「普天間基地は、辺野古に移設するものではない。普天間基地廃止を妨げてきたのは、日本政府自体である」とされています。メディア（琉球新報も沖縄タイムス）も普天間基地の移転先という論調なので、「移転ではないですよ」と言い続けてきました。

徳田　もともと、県民は移転要求ではなく、廃止要求であると。普天間飛行場を閉鎖することと、辺野古に新基地を建設することは、直接的なリンクはないということです。

ボックス 1

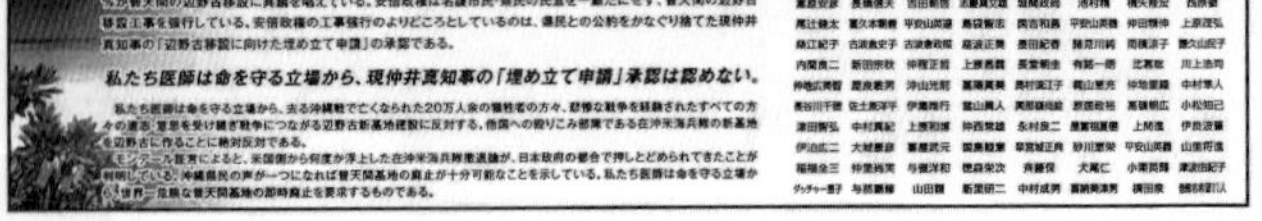

平安山　米軍の新基地です。もともと移転ではないのです。普天間飛行場は廃止されるべきものです。

徳田　普天間基地は即廃止すべきですね。私の事務所も浦添市内にあり、普天間基地に所属するオスプレイなどが頻繁に上空を飛んでおり騒音公害で苦しんでいます。毎年のように事故が繰り返されています。タカ派で有名だった米軍のラムズフェルド元国防長官も、「世界で最も危険な空港」と言っていました。それくらい危ない空港なのです。

平安山　普天間基地は国際条約ハーグ陸戦協定*にも違反しています。

人種などによって勝手に略奪してはいけないというものです。奪ったものは戻さなくてはいけないとされています。実際、１９９５年の少女暴行事件のときに海兵隊を撤退させようという動きが米国内でもあったらしいが、それを押しとどめてきたのは日本政府です。政府は海兵隊が出ていったら困ると考えたからです。しかし、海兵隊自体はもともと沖縄にはありませんでした。山梨県など本土にあって反対運動のために沖縄に移ったのです。

＊ 1899 年にオランダ・ハーグで開かれた第１回万国平和会議において採択された「陸戦ノ法規慣例ニ関スル条約。交戦者の定義や、宣戦布告、戦闘員・非戦闘員の定義、捕虜・傷病者の扱い、使用してはならない戦術、降服・休戦などが規定されている。

徳田　しかも今の海兵隊が実際の作戦で乗る船は長崎にあって、抑止力として海兵隊のみが沖縄にいるのは論理の矛盾です。しかも周辺住民に騒音や汚染、事故などの害を与え続けています。アジアに展開している米軍基地は世界で戦争をするための基地です。日本を守る目的ではありません。新基地建設に医師として反対するのは当然です。

平安山　海兵隊は抑止力ではないのです。相手が来たら守るという軍の役割はありません。出ていく、侵略するものです。抑止力としてというのは成り立たない。

徳田　侵略して人を殺すための部隊の基地。大勢のベトナム、アフガニスタン、イラクの人々が亡くなりました。そんなものが近くにあると思うだけで、私は不快な気分になります。ところで、平安山先生は一人ひとりコンタクトを取ったから先生方は賛同されたのですね。書式があったわけでなくゼロからのスタートだったのですね。

平安山　沖縄県立中部病院の名前を使うのは気が引けましたが、私はこういう時には使おうと思いました。

徳田　多くの先生方が賛同されて、先生は辺野古に乗り込まれたわけですね。そこで、平和のための基地建設反対の声を出してきたのですね。

平安山　**辺野古には何度も行きました。私が行って挨拶すると皆拍手して喜んでくれました。テントを張ったその下には、ほとんど高齢の方もおられる中で、勇気を持って抗議活動をしています。私も一緒に座り込んで活動をしました。その場からフェイスブックで動画も流しました。**

　そういうことがあって今「うるま市具志川9条の会」に共同代表になっています。裁判官で定年退職された仲宗根勇さんと二人で代表になっています。それから「うるま市しまぐるみ会議」の共同代表もしています。

徳田　最近の数年間のさまざまな選挙が沖縄で行われました。そして県民投票もありましたが、圧倒的に平安山先生がおっしゃることに県民が賛同されました。新基地建設にノーです。選挙の時にも平安山先生は活動されていたのですよね。

平安山　もちろん選挙活動にも協力しています。今までの教え子の医師や私の二人の兄の医師、いとこの医師もこの文書に名前を連ねています。私の親戚はメールで頼むと皆OKと言ってくれます。

徳田　親戚の皆様は、冒頭におっしゃった先生が生まれたときの状況をご存知だからこそですね。戦後の大変な時に家が壊されて米軍飛行場になったこと、強制収容所で生まれたこと、遠いところの学校に行かざるを得なかったこと、これらを皆が知っているからでしょう。実際に戦争被害で死亡された方はおられましたか。

平安山　戦争死亡者は私の近い親戚ではあまり聞きません。戦後私の家の兄弟の友達が不発爆弾（万年筆爆弾）を持って遊んでいて暴発して死んだ人がいました。

徳田　私の母の父は戦争で亡くなりましたので、私は生きた祖父（母方）には会えませんでした。平安山先生は沖縄県立中部病院時代が長かったのですが、中部病院のプログラムを立ち上げたのは米軍でした。少なくとも米軍政府の担当者はサポートしていました。それはそれとして米軍政府の功績は認めるけれど、現在の活動からみて米軍の行動は誤りであることを主張することが大切ですね。倫理は曲げられません。

平安山　米軍基地を置き続けているのは、県民の意志に反しているから、私は反対するのです。

徳田　普天間飛行場の存続に関しては、日本政府のほうが責任は大きいと思います。県民からの抗議が続き、米軍も撤退してもいいと言っていました。歴代大統領のクリントン大統領とオバマ大統領もでした。しかし、日本政府が反対した。トランプ大統領は日米同盟よりビジネス重視で、日本の経費負担増を要求しています。本来なら、基地撤去の機会ですが、米軍駐留を希望しています。今回の県民投票後の政府の無反応（無視）状態にも表れていますが、もっと訴えていかないといけないですね。

□沖縄県民に分断があるのが大きな問題である

平安山　私は、県民の中に分断があるのが大きな問題だと思います。例えば今回の香港の反対運動*は政府案を撤回させました。

沖縄県民全員がそろって大規模抗議活動をしていたら、要望は当の昔に勝ち取っていたと思います。何かあるたびに、たとえば「辺野古に基地を作ってもいい」とか、一部に反動の逆流があるものだから、それを利用して基地を維持しようとする。上からの分断、下からの分断、両方があるわけです。沖縄はそれに翻弄されてきました。

九州で飛行機が墜落したとき**、地域全員が飛行に反対して訓練をやめさせました。

そういう力が必要です。今は力を結集して意見の違いを乗り越えて活動すべきです。建白書は、あのまま続けていれば非常に大きな力になったはずな

＊香港市内で激化する逃亡犯条例の改正案をめぐる2019年に起きた大規模な抗議デモで、現在も抗議行動が継続中。

＊＊1968年6月2日22時48分頃、アメリカ空軍板付飛行場第313航空師団第15戦術偵察飛行隊所属のRF-4Cファントム偵察機が、当時、九州大学箱崎地区内に建設中であった九州大学大型計算機センターの屋上に墜落。事故の翌日の6月3日には、九州大学総長水野高明が米軍及び日本政府に対し抗議声明を発表。学生や教職員約4,000人が抗議デモを行った。デモはこの後も連日続き、6月4日には総長も参加した約6,000人の市内デモが、6月5日にも総長が参加し約4,000人のデモが行われた。

のです。建白書はすべての党派が作ったものです。我々は「建白書に戻れ」と言っています。

徳田　「オール沖縄」の原点ですね。右と左の選択ではない。デモクラシーですね。また、これは人権問題でもあります。

平安山　その中から自民党は抜けてしまいました。それが大きな問題です。これが分断です。今は保守と革新という政治の枠組みはないと思います。前知事の翁長雄志氏はもともと保守でしたが、彼は、イデオロギーよりアイデンティティと言っていました。私は「翁長さんを激励する会」で県庁まで行き、お会いしました。もっと頻繁に会っておけばよかったと思います。あんな元気な人が急に亡くなるとは思いませんでした。

徳田　そのあとを継いだ玉城デニーさんはいかがですか。

平安山　玉城さんも期待できますよ。常に話し合いで進めようと言っています。これは話し合いでないと解決はつかないと思います。そこを打ち出していることが評価できます。我々は運動するにしても、非暴力に徹底しようと思っています。非暴力というとガンジー、あるいは瀬長亀次郎です。

徳田　私も映画「カメジロー1」そして「カメジロー2」を観ました。沖縄の劇場では毎日一杯で、たいへんヒットしている映画になりましたね。

平安山　彼は徹底した非暴力ですよ。

徳田　瀬長亀次郎さんが沖縄と国の政治シーンに出ていたころから平安山先生は賛同されていたのですね。

平安山　彼は沖縄の英雄です。もちろん私は彼を応援しました。当時は沖縄人民党でしたが、イデオロギーを超えた支持を受けていました。彼は日本のガンジーです。

□医学部では平和や倫理を教えるべきである

徳田　若い人の教育に話を移します。医学部6年、その後で研修がありますが、平和や倫理、あるいは日本の医師が歴史上行ってきたことに関する事実を伝える教育について、平安山先生のご意見をお伺いします。

平安山　医師は人の命を救うのが使命です。そこから出発すべきです。命を大事にする。そして命を一番粗末にするのが戦争と暴力です。暴力を否定し、ものをすべて非暴力、話し合いで解決する。医学だけに閉じこもっていたら戦争の中でからめとられるかもしれないと危惧します。

徳田　旧日本軍は、731部隊のハルビンでの人体実験、国内でも米軍の兵隊に対する生体解剖も行っていました。この事実が正しく伝えられていません。真実を正しく伝えないと学ぶことができません。逆に、無かったことにする動きがあります。日本医師会は世界医師会に入会する際に公式に認めていますが、日本政府は731部隊の反倫理的行為について真摯な謝罪を行っていません。そして日本の医学界も沈黙しています。

徳田　ドイツではナチスの中に医師が多数いて、ニュルンベルク裁判などで戦後責任が追及されました。しかも、現在のドイツの大学の医学部教育では、ナチスでの医師の行動が教えられています。

平安山　日本の医学部のカリキュラムにも入れるべきだと思います。

徳田　日本のほとんどの医学部の学生はこの事実を知りません。私は森村誠一氏や本田勝一氏の本を読んでいたので知っていました。「悪魔の飽食」「続・悪魔の飽食」「中国の旅」です。このような本を読む気がある学生は歴史的事実を知りますが、無関心な学生は全く知らないまま医師になってしまいます。

平安山　生命、倫理について学ぶ必要がありますね。

徳田　このことは現代のドイツとの違いに表れているようにも思います。ドイツは周囲の国と仲良く、EUの中でも指導的な役割を果たしていて、皆が信頼するようになっています。周囲の国との対立という話はあまり聞きません。一方で日本はアメリカとは仲がいいですが、韓国、北朝鮮、中国、そしてロシアとは繰り返し何度も対立しています。北朝鮮の核開発には反対すべきです。しかし、外交関係を確立することが国の安全保障のために必要です。

平安山　**日本が歴史上やってきたことの反省や謝罪がなしに戦後が始まり、何となく復興し、何となく日本という国ができてきた。そういう事実は歴史になかったことにしようという意見がまかり通っています。**

徳田　現在の日韓問題*も正しい歴史を伝えられなかったことに起因しています。戦争のときに行った行動を正しく知るべきですし、若い人たちに伝えるべきです。

平安山　日韓問題は、日本の政権側の歴史認識に根本的な誤りがあるのです。

徳田　占領して35年間植民地化したという苦しみを与えたということに対する遺憾の念が日本政府にはあまり感じられません。

平安山　**心からの謝罪がないものだから、なんとか政権同士のやり取りで個人の補償問題まで解決したと思っているわけです。日韓条約という文章には記載されていますが、心がこもっていないのです。本当に苦しんだ人たちに謝罪する気持ちがあったかどうか。あるのなら、条約だけで解決しようということにはならなかったと思います。**

＊元徴用工問題に端を発した日韓関係の悪化は、韓国が両国間の軍事情報包括保護協定（GSOMIA）の破棄を通告するに至り、底なし沼の状況になりつつある。

徳田　日本の、大手メディアもその辺は正確に伝えていません。政府への忖度で政権寄りです。戦後まもなく国同士の約束をしたときには、韓国の人々は政治的にも抑圧されていました。個人の経験と事実を言える環境では無かったのですから、国同士の約束論では解決しないと思います。

平安山　メディアも嫌韓一点張りです。私は、このままでは日本は危ないと思います。

徳田　医師という立場で、われわれは患者さんを診るときに、患者さんの気持ちになって考える。患者さんに共感して、患者さんの立場を考えながら診療する。そのことが医師のスキルとして重要です。そういうことを国としてやれるなら韓国と日本の問題も、韓国の気持ちというよりは韓国の人々の気持ちを考えることが医師にあってしかるべきではないでしょうか。

平安山　いわゆる元徴用工問題も、苦しまれた人たちが生きていられるのもそう長くはありません。生きている間に解決しなければ意味はないのです。

□非暴力で話し合い、医師として命を助けるための活動を続けたい。

徳田　平安山先生は今後もこの活動を続けられるでしょうが、勝算はあるでしょうか。

平安山　**われわれはあきらめてはいけないと考えます。それが一番です。非暴力で話し合い、医師としての命を助けるための活動を続けたい。そういうことを訴えていく限りは共感を得られると思います。**

徳田　本土あるいは世界の医師からは反応はありますか？

平安山　フェイスブックで時々「いいね」とかきます。鳥取県では講演に呼ばれて行ってきました。医療従事者だけでなく、一般の方もいました。危機感もあって関心があり、300名の参加者がいました。

徳田　本土には、平和や憲法9条を守る、また核兵器廃絶の活動をされている医師グループがいて、それぞれ運動を展開しています。そういうグループの皆さまと連携していくこともあっていいのではないでしょうか。目指すところは同じです。

平安山　はい、そう思います。

徳田　そういうところから平安山先生に何かお願いすることもあるかもしれません。

平安山　呼ばれればどこへでも行きます。私が訴えることは、医師としてやってきたことだと思います。しかし、医師だけでこういう活動を作り、一般紙に広告を掲載してきたことはこれまであまりなかった。医師会はこういう活動はしてこなかった。ある意味で、医師会を私が分断したのです（笑）。活動を始めて以降は、沖縄県医師会からの連絡は来ていません。医師会の中でもいろいろな意見が出てきているのかなと思います。

徳田　沖縄県の現在の若い人々では新基地建設容認の割合も高い、という報道もされています。これについてはいかがですか。

平安山　危機感は感じます。戦争を経験された方々が亡くなってきています。直に話を聞いたという経験は大きいのです。自民党の中でも戦争経験者は安倍政権に反対しました。今はアドバイスする人もいません。「語り部」は大変重要です。われわれは語り部にはなれないけれど、戦争の話を直に聞いてきたので、語り部のようなことはできます。

徳田　私は研修医に、沖縄で研修する機会には、70～100歳代以上の患者さんでコミュニケーションができる方とは、戦前戦後の状況でどういう体験と暮らしをしたのかが聞ける貴重なチャンスだと言っています。

平安山　そういう経験を聞くことは医師として非常に大切です。

徳田　本土出身の研修医も沖縄に来てくれていますが、そういうチャンスが沖縄にはあります。沖縄戦では20万人もの死者が出ました。そして今でも米軍基地があるために、事故、犯罪、騒音、環境汚染で死亡者や病気になる人が出ています。実際、病院に受診していますので、患者さんの中にいます。

平安山　家族を全部失った人もいます。琉球新報で「未来へ」という沖縄戦を扱った連載コラムがありますが、あのような経験談が重要になってきます。全く経験していない人が言ったら、「あんた見たの？」と言われます。なかったことにしようとする人たちの論調がたくさん出てくるのです。そういう人たちに効力を持つのは語り部です。

徳田　最後の質問です。平安山先生は、この療育園でどのようなご活動をされているのですか？

平安山　主治医はしていません。回診をして、童謡を歌って回っています。皆は童謡が大変好きです。私は、子どものころ、将来音楽家になろうと思っていました。音楽だけは成績は5で、あとはビリボーイ（笑）。ここで1日1回歌を歌って皆を元気づける。歌を歌うと皆パッと笑顔になります。今はもう手術はしません。自分はあんな手術をしたのかなと思うほどです。振り返ると、自分は偉かったなあと思います。

徳田　平安山先生は、24歳で始めた手術を63歳で院長になってやめるまで、40年、たぶん何千例という人の命を助けました。先生には教え子がたくさんいますので、その教え子も何千人を助けているのですから、何万人の命を助けていることになります。命が大切であるということを、先生は身をもって体現されています。そういうことを経験されているからこそ、目の前に人々の健康と命に対する脅威があるときに医師としての役割があるということで立ち上がった。素晴らしい行動のお話を伺うことができました。最後に一言、本書の読者である医学生、研修医、若手医師、医療者、読者の皆さまに向けてメッセージをお願いします。

平安山　**命を大事にする。命を粗末にするようなことに対しては断固として反対する。命を守るためには、ヘイトスピーチ*に対しても敏感にならなければなりません。**

徳田　本日は長時間にわたり生い立ちから現在の平和活動までの貴重なお話をありがとうございました。

＊人種、出身国、民族、宗教、性的指向、性別、容姿、健康（障害）といった、自分から主体的に変えることが困難な事柄に基づいて、属する個人または集団に対して攻撃、脅迫、侮辱する発言や言動のこと

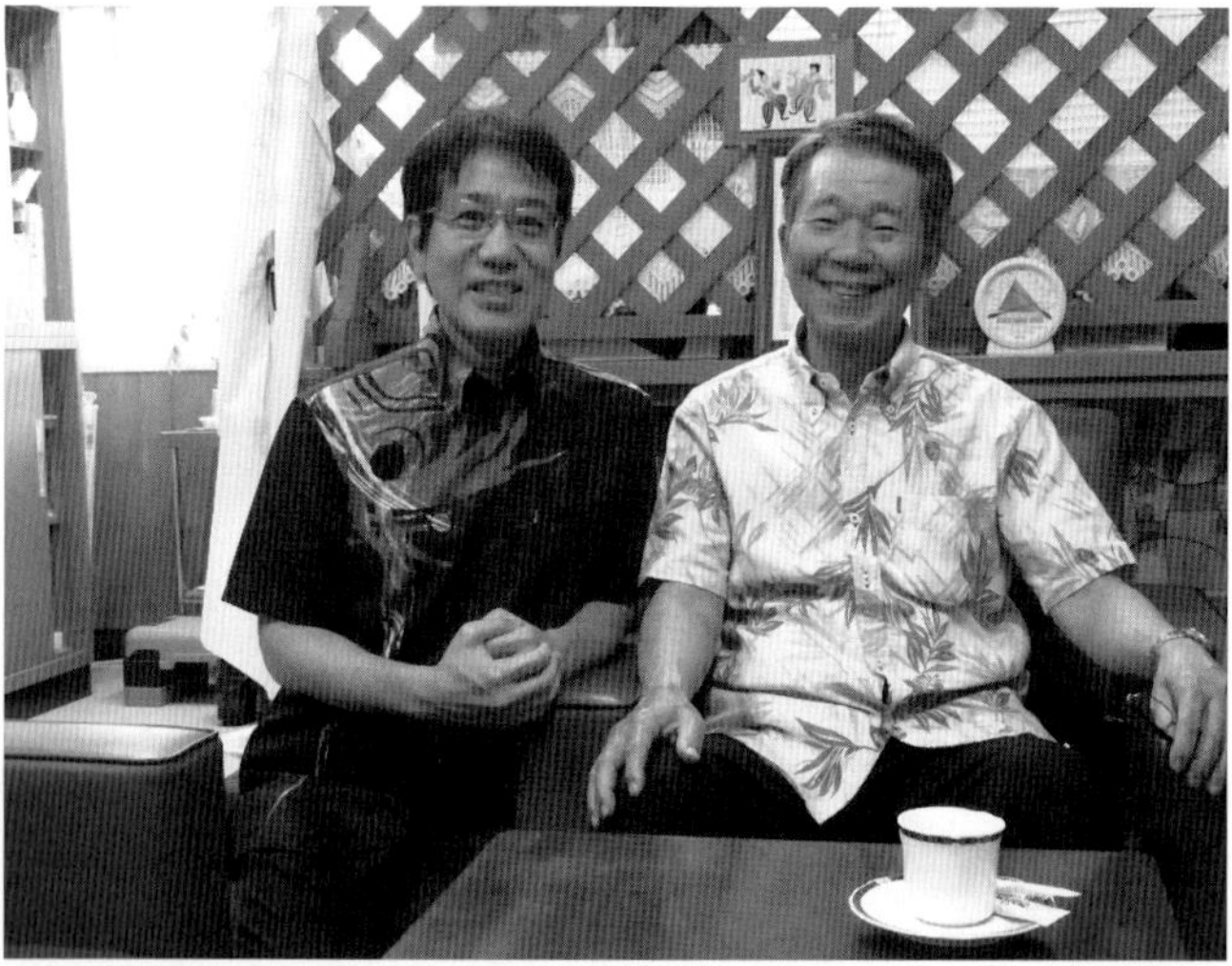

第4章　対話編その2「日野原重明先生と語る医のアート」

□第1回：「アートから出発した医学」

■メディシン（医）は単なるサイエンスではない、アートでもある

徳田　日野原先生は日ごろ「メディシン（医）は単なるサイエンスではない、アートでもある」ということを話されています。この対話篇の第1回として、その中でも「医のアートとは何か」ということについて先生のお考えを伺いたいと思います。最初に、医のアート、あるいはアートとしての医、ということについて、先生がお考えになっていることをお願いします。

日野原　医のアートというと、日本においては、比較的に新しい言葉ですが、外国においては医がそれから出発をした原点であるということで古い言葉です。アート・オブ・メディシンとかアート・オブ・プラクティス・オブ・メディシンという言葉がギリシア当時からつくられています。医のアートというのを私はどう訳そうかとたびたび試みました。しかしプライマリ・ケアをどう訳したらいいか熟慮したときと同じことで、結局このアートという言葉をそのまま使っているわけです。普通の人は、今、アートというと最初に考えるのは芸術ということですが、医の芸術というのは、およそ意味が外れております。

徳田　そうですね。芸術ですと、音楽や絵画、演劇、舞踊などに関連した意味になってしまいますね。真のアートはリベラルアーツも含む人間学ですね。

日野原　終戦直後、ある看護学雑誌に、「看護は科学であり、芸術である」(Nursing is science and art)という言葉を表紙につけた雑誌がありました。これはやはりアートを芸術と訳したからで、ちょっと混乱を招いたと思います。

徳田　欧米の言葉を翻訳するときには、熟慮が必要ですね。

日野原　日本では医学という言葉が医術に替わってしまっていますね。もとは医術という言葉があったのに今はあまり使わなくなった。明治時代あるいはそれよりも少し前から医術という言葉を使ったのは、やはりこのアートの考え方がその中に入っていたんじゃないかと想像するんです。芸術のことを古い言葉では技芸という表現をしています。そういう意味で医のアートを訳す時には、芸術とは違うけれども、芸術の技芸の中にある因子は多分に持っている。

徳田　医術というと、黒澤明監督作品の「赤ひげ」を思い出します。三船敏郎扮する「指導医」の赤ひげが、加山雄三扮する「研修医」に対して医術教育を展開します。素晴らしい医術教育映画と思います。指導医も研修医も皆みてほしい映画ですね。そういう意味では、映画もリベラルアーツであり、赤ひげはまさにアートですね。

■アートとは「医のわざ」である

日野原　そういう広い意味でアートと言っていいと思いますが、私自身は次のように解釈しています。医学というのは単なる知識でも単なる技術でもない。あるいは医というものは単なる知識でもなく技術でもない。医というのは、やはり病者の身になって、病者の心と体の中に治癒者である医師の心と技とを持ち込んでどう対処するか、それが医のアートです。その場合、プラトンの言葉のように、病いを持つ人というのは、同じ病名でも、がんでも結核でも非常に個別的であって、がんという病理的なものとか、心臓病、動脈硬化という共通なものはあるのだけれども、それを持っている患者さんには個性がある、体質がある、素質がある、そういう個別性を十分に考慮しながら適応する。そういう適応する仕方、あるいはタッチ、そういうものをアートと呼んでいいんじゃないか。

ですから、医の技（ぎ）という字を書いてもいいのですが、技というと単なるテクノロジーになりますから、私は「医のわざ」というふうな言葉で表現すると、アートらしい表現ができるんじゃないか、そう思っています。

徳田　オスラー先生も「ある患者さんがどういう病気になったかよりも、その病気になった患者さんはいったいどういう人なのかに関心を持つべきである」と述べられていましたね。患者さんの社会心理的な背景にも関心を持ちながらヒューマンタッチする、ということですね。

□第２回：「医師には知性と感性が求められる」

■医学は、単なる科学でなくアートでもある

日野原　医学、医術、医とかいうときに、英語ではメディシンという言葉だけしかないのですね。特別に医学というときには、意識的にメディカル・サイエンスという言葉を使うことがありますが、普通はサイエンスを付けなくても、メディシンはサイエンスだという解釈があるわけです。ところが、日本では医という昔の言葉が使われなくなって、医学という言葉にすべて変わってしまっているために、医の中にあるものが、おろそかにされて、医学というのはメディカル・サイエンスだということになってしまった。そこで、種々の問題が起こってきたんじゃないかと思います。ですから、私はメディカル・サイエンスとしての医学は知というものが最も大切であり、それを立証するためのテクノロジーというものも非常に重要である。これは他のサイエンスと同じような重要性を持っているわけです。

一方、オスラー先生が言われたように、単なるサイエンスではなく、人間にそのサイエンスを適用しなければならないというヒューマン・タッチの部分があります。

タッチされる人の問題とか、心情あるいは素質、環境とかいうものに、私たちがどのようなアプローチをすればよいかということを考えながら、患者さんにアプローチをする。そういう必要があるので、やはり単なる科学ではなくてそれはアートでもあるという、この両面があるのではないかと思います。

患者さんの悩みとか痛みがわかり、感じられることというのは、医師に感性がないとあり得ません。しかも、私たちは痛みを経験しない。健康者であった場合には、痛みがほんとうにわからないことは、ちょうどバラのにおいをかいだことのない人が、バラのにおいの説明を科学的に聞いてもわからないのと同じで、私たちには患者さんの悩みとか痛みがわからない。その経験しないものまでをも、医師は何とか感じとれるようにしなくちゃならないということになると、非常にこれは難しい問題であるわけです。

徳田　アートまたはアーツですね。最近では、幅広い教養が人間力の涵養に必要といわれていますよね。それはリベラルアーツです。欧米では、専門大学院に進学する前にリベラルアーツをカレッジで勉強することが推奨されています。多くの優秀な学生がそのような学校で学んでいます。

日本の医学部では、もともと最初の1～2年は教養部所属ということで、様々な科目を履修していました。しかしながら、そこでの学習は形骸化したものであり、学生は試験さえ通ればよいという姿勢でしたので、真の教養を身につけることはできませんでした。最近では、医学部教育国際基準標準化の導入により、この教養部所属が半年程度に圧縮されてきています。そのため、大学1年生からメディカル・サイエンスを学習しなければならない状況となっています。しかしながら問題は、教養部門の所属期間を元に戻せばよいということではないと思います。

■医師には知性と感性が必要である

日野原　患者さんからその情報をどうすればとれるか、患者さんの主観的な悩み、苦しみを私たちがどうくみ取ることができるかというコミュニケーション、情報伝達、患者さんの語ることを聴く、そして患者さんをして語らしめる。我々が質問、質問で、イエスかノーを答えさせるような、とにかく答えなさいというチェック方式ではなく、患者さんに自主的に語らしめるような問いをしながらタッチをしなくてはなりません。医師にとつてサイエンティストとしての知的な能力は必要だけれども、それなしには臨床医になれないという意味において、この感性というのは非常に重要なことじゃないかと思うのですが、どうでしょうか。

徳田　リベラルアーツの習得は人生経験を積みながらの生涯学習で行うべきと思います。病院や診療所、地域で患者さんや人々と出会い、様々な経験をする。患者さんや家族の話を聞く。表情を観察する。心情を読み取る。共感する。そして、パーソナルライブラリーに格納していた古典を読み、自分の経験と照らし合わせる。そのような教養的作業が大事と思います。

古典は何回読んでも新しい発見があります。また、古典文学の中には映画化された名作もありますので、若い人たちにはぜひみてほしいですね。

ところで、日野原先生は「風と共に去りぬ」がお好きでしたね。私の好きな映画評論家の水野晴郎さん(故人)も、ベスト映画に挙げていましたね。水野さんも毎年この映画を観ると言われていました。

□第3回：「判断は難しい。経験は過ちやすい」（ヒポクラテス）

■医学と宗教を考える

徳田　日野原先生は、医学と宗教について、どういうふうにお考えになりますか。

日野原　サイエンティストというと、ロジカルにものを考えて、だんだんと宇宙に存在する法則を解明する専門職だということになるわけですね。で、自分の道を進み、考えた仮説が実証されても、素晴らしいそのセオリーは、その人が考える以前からすでに存在しているわけで、ただ、発見しただけにすぎない。ところが、そうした法則を発見すると、まるで法則を作ったかのような気持ちになって、それからそれへと発展をする。自分の考えは非常にいいところにいっていると思い過ぎて、ものを考えるときに、自分のセオリーだけで考えてしまう。そして合わないと、これは間違っているというふうに自分のセオリーのうえに立って他を批判するような傾向になるわけですね。自分の側からだけで判断をする。ところが、確かオスラーのテキストブックの最初の版にもあったと思うのですが、プラトンの言葉とともに、ヒポクラテスの「判断は難しい。経験は過ちやすい」という言葉が載っていますね。だから、学者として判断をするときにも、やはり判断を正確に下すことは難しいし、それから、あることを実験的に証明したと思っても次の実験ではうまくいかないという、同じように繰り返して起こるとは限らないような事実が現実にはあるわけです。にもかかわらず、私たちが医学を勉強して、診断したり治療したりするときに、患者さんに対して言うときには、自分の考え方が正しいという気持ちから、自己万能的な思い上がりになる可能性が多分にある。そのときに何とか友人や先輩の意見を積極的に聴こうという気持ちがなくなりやすい。そして自分は主治医なのだから自分の考えどおりやってもよいと考え、だれかが発言すると、自分の患者さんに口を出すのはケシカランという気持ちになり、患者さんを独占してしまうという、不思議な独占欲があるわけです。基本的には自分の考えは正しい、自己の考えが、一番正しいと思うようになってくる。

■謙遜の徳が重要である

徳田　オスラー先生も、医師にとっての謙遜の徳（Grace of Humility）の重要性について述べられていましたね。人間は間違える生きものですから、常に謙遜の気持ちを持つべきですね。医学は根本的に不確実性のサイエンスですから。謙遜とは、控えめでつつましやかなさまであり、自分の能力・地位などにおごることなく、素直な態度で人に接するさま、です。ところで、謙遜は「卑下」とは異なります。卑下は自分を劣ったものとして卑しめてへりくだることです。実際、卑下は利益を得るための話法として用いられることが多いと思います。一方、謙遜には私利私欲のない心から出てきます。

謙遜と宗教との関係について考えをお聞かせください。

日野原　宗教というのは、人間は自然の中の一つの存在であって、人間自身は弱いもの、あるいは過ちを犯すものである、という人間の自己というものを考えさせるものを持っているので、絶対的なものから見ると相対的なものであることを考えさせるのです。私は、人間が思い上がって、自分はいつも正しいというように思い、そこにあるあらゆるものを使いながら確かめるという謙虚な気持ちを失ってしまうことは、科学者が陥りやすい欠陥じゃないかと思う。で、人間というのは絶対じゃないんだ、誤りを起こすことがあるんだということを感じさせるのは、あるいは宗教的なことがかかわっているのかも知れません。どんなに良心的になった人でも、やはり罪を犯しているんだというふうな意識に人間を持っていかせることが、医に従事する職業人としては、専門職として大切なことです。

そこで、どの宗教ということは言わなくても、宗教的な考えが理解できる、たとえ自分にそういうものがなくても、相手の患者さんがそういうものを持っていれば理解できると同時に、自分を絶対化しないように持っていくような一つのトレーニングというか、雰囲気の中に自分をおくことが大事になりますね。視点を変えてみる。

徳田 フランシス・ベーコンは帰納法を用いた観察と実験の重要性を説きました。一方でベーコンは、人間による実験・観察には誤解や偏見が付きまとうことが多いことも指摘しました。錯誤をおかさないように確立した理論がイドラ論でした。ベーコンが提唱したイドラには、種族のイドラ、洞窟のイドラ、市場のイドラ、そして劇場のイドラ、があります。人間はこれらのイドラによっていったんこうだと思いこむと、すべてのことを、それに合致するように作りあげてしまう性向をもつこともベーコンは指摘しています。今風の認知心理学的には、アンカーリング・バイアスとコンファーメーションバイアスです。個人という人間はイドラによるバイアスに陥りやすいので、人々やチームによる共同作業が重要であると述べています。

□第４回：「主治医とは何か、コンサルテーションとは何か」

■主治医というのは、その病人に一番責任をもつ医師

日野原　欧米と違う点は、日本では研修を修了してシニアレジデントになると主治医というふうな言葉を使うわけです。

　主治医というのは、その病人に一番責任をもつ医師ということで、アメリカでは主治医ではなしに担当の医師と言います。アテンディング・フィジシャンというのがほんとうの主治医なのです。

　たとえば、ほんとに取得した技術、知識を持っている医師が、自分の患者さんを、「君、持ってくれ、私は回診を１週間に２回、３回とするけれど、君は朝晩、毎日診てくれ」そういうふうに担当させられる。そういう呼び方で言うわけですね。ところが日本は、医長は自分の患者さんを持っている主治医、シニアレジデントも患者さんを持っている主治医ということで、医長の下に研修医がそれぞれ担当して、上の先生が全体のアテンディングになるということをしないところがあります。医長の

患者さんあるいは若い研修医の患者さんというふうになっているところがある。どうも主治医という言葉は自分で患者さんを独占してもいいようなイメージを与える。

徳田　現代の医療はチームで行うものですね。教育と質の向上､安全性の確保を目指すためには､チームで診るのが望ましいですね。これは、チェック機構のフィードバック機能をうまく働かせることによって達成されますね。封建主義的なヒエラルキーではなくて、教育と学習のためのチーム編成のために、アテンディングとレジデント、研修医、医学生、という立体構造を作る方がよいですね。若い医師や医学生が、問診や診察のやり方、臨床推論などについて学ぶためにもアテンディングの医師のアートを間近で観察することができますね｡また､医師のワークライフバランスの改善のためにもチーム医療がよいですね。お互いの休みをカバーし合うことができ、医師が心身ともに健康になれれば患者さんの健康にとっても良いと思います。また、学会や勉強会にも活発に参加することができます。

■コンサルテーション・システムが、日本の医学教育の中にないのは問題だ

日野原　もう一つはコンサルテーシヨン、立ち会い診断を受けるという習慣が日本には基本的にないですね。自分はそう思うけど、上の先生や、あるいは自分より若いかもしれないが実力のある先生の意見を聞いてみる、ということを先輩の先生もしない。だから、下の人もそれにならってしないとい

うふうになる。あるいは開業の先生が自分で診ている大切な患者さんの場合、いよいよ困ると、どこかの先生に頼むわけですが、どうかなあ、自分にはこれが弱いとい思うときに、早目に、これは念のために他の先生の意見を聞きたいんだというようなコンサルテーションをする習慣がない。そうしようと思っても、「あの先生は自信がないからだろう」と患者さんに思われはしないかと、ついそうすることを控えてタイミングを失する。医学教育の中に、コンサルテーシヨンの仕方を教え、自分はこう思うが先生はどうかというシステムが必要であると思うのです。ところが、実際は日本では「ご高診をお願いします、データはこれです」と言って、頼む側の意見は言わない。そうでなしに「私はこう思いますが先生はどうですか」、そして受けた方は、患者さんに、「前の先生はそんなことを言いましたか、とんでもない」という言い方ではなく、「それではあなたの主治医とよく相談して、その主治医を通して情報を提供しましょう」という配慮のある仕方を、コンサルタントはすべきです。私はコンサルテーション・システムが、日本の医学教育の中にないというのが問題じゃないかと思います。

徳田　セカンドオピニオンですね。これも広い意味でのチーム医療ですね。外来患者さんによってはセカンドオピニオンを希望する人も最近はよくみかけます。特にがんの診断や治療などのシリアスな病気の判断は重要ですので、積極的にセカンドオピニオンすると良いでしょう。これは患者さんの権利ですね。また、医師の診療の質をアップするためのコンサルテーションは重要と思います。自分自身の診療に対してフィードバックを受け入れる行為です。このような行為ができる医師は、診療の質を改善させることによって診断エラーを減らすことができます。そして患者さんの満足度も高まりますね。

□第5回：「いとおしむ心が医師には求められる」

■育くまれると、本当の感性が出てくる

日野原　日本は、病院で内科の場合には循環器内科、消化器内科というふうになっていますから、循環器内科にも消化器の患者さんが入る。消化器内科にも循環器の患者さんが入る。あるいは血液内科にも循環器の患者さんが入る。たとえば循環器内科、消化器内科に入院の患者さんを血液内科の人がちょっと診れば、すぐわかることが、専門が違うために、それがしにくいような状況になっているという、いわば壁がある。そういう壁がある環境の中で若い人が育てられるから、どうしても狭量な型の人間ができ上がつてしまうのではないかという感じもするのです。

徳田　それは旧来型の医師中心の医療体制ですね。自分の専門分野のだけの患者さんを診たいのでそのようなシステムが医師にとっては都合がよいことになりますね。しかしながら、患者さんにとっては、自分の症状の原因がどの臓器にあるかわからないことがかなり多いですよね。お腹が痛いというときに消化器内科に受診して、お腹の中の臓器が原因でない場合、心筋梗塞のことがあります。システムによる誤診の原因となりますね。このようなシステムの限界を自覚すべきと思います。

日野原　宗教的な背景を持つというのは、自分には限界というものがあることを知り、まず、謙虚さというふうなものを教えられることが含まれます。いとおしむ心、「いとおしむ」というのは「慈善」という日本語になると、哀れみを施すとなる。そうではなく、慈心というのは本当にその痛みがわかるのですね。そのつらさがわかる。感性で感じるのですから。そうした感性を持つということが、宗教的な環境の力でコンパショネートという言葉です。私が忘れられないのは、育くまれると、本当の感性が出てくるんじゃないか。これは、セシル・ビーソンが編集した「セシル内科学」の中でマック・ダーモットが言っている言葉です。医師というものは数字を見ても、例えばアフリカでは毎日これだけの人が死んでいくという数字を聞いただけでも心が痛むような、コンパショネートな気持ちを持つような人間になって欲しいと言っているのですね。しかし、これはなかなか難しいと思う。

■医師にとって重要な資質はパッション（情熱）とコンパッション（慈心）

徳田　医学生や研修医に対して、私も言っていることがあります。医師にとって重要な資質はパッション（情熱）とコンパッション（慈心）です、と。単語の発音としては似ていますが、異なる資質と思います。慈心の無い情熱は反倫理的な行動を生み出すことがあります。

日野原　ですから、テレビにほんとうに可哀そうな子どもが映った。ああ、と思うのだけど、数を見た時に、単に数字として見るのではなしに胸が痛むような気持ちになれる医師というのが、本当の医師像としては望ましい。

それには人の苦しみ、痛みがわかると同時に、自分だったらどうかというふうに、いつも自分に置き替えて判断をする。その患者さんが自分の子どもだったら、奥さんだったらどうするかという気持ちに、ちょっとすり替えて考えてみればいいと思うのですね。

徳田　それが共感ですね。同情は、慰めを感じたり、その言葉をかけたりすることですが、共感は自分のことととして感じること。慈心を持った想像力が必要ですよね。若い人、特に高校生、医学生、そして研修医には、文学に接することをお勧めしています。映画でもよいと思います。感情移入が大事ですね。特に、芸術映画をみることを勧めています。ハリウッド映画ではなく、日本映画や欧州映画がよいですね。米国映画では、スタンリー・キューブリック監督作品などはよいですが、ゲーム感覚で相手を倒すアクション映画は逆影響がありますね。その点で、最近の研修医はどうでしょうか？

日野原　検査をするというので、それをやらないと診断がつかないのか、あるいは診断が変わるのかという私の回診時の質問に対して、診断はもう変わらない。しかし、新しい検査の方法ができたのでやっぱり試してみたい。入院を延ばして検査をするという若い医師がいました。でも、君、やった経験はないのだから慎重にしなさい、危険もあるよ、というふうに私が言ったときに、「これね、君の先生だったら、親だったらやるか？」と聞くと、「やりません」（笑）と言ったのです。これもまた純情でいいと思うのですがね。だけど、そういうふうに自分から考えるということに気がつかない。患者さんは自分のものであるというふうな感じがあるのです。

□第６回：「生命倫理を考える」

■動物実験も配慮が必要

日野原　１９８７年５月にカナダのオタワで生命倫理に関するサミットが開かれたときに、人間の実験だけでなしに動物実験も配慮が必要である、という話題が出ました。外国では非常に動物愛護の精神があるものですから、動物実験の規制を受けている。人間はもちろん、動物についての研究論文を書くときに、なぜ被検動物が２０例も必要であるか、なぜ１０例では悪いかということをも検討すべきだというのです。ストレスを患者さんに与えるとか、患者さんにリスクが少しでもあると思うような臨床研究には、症例は最小限度にする。最小限度のケースでその理論が立てられて説得性があるようなプロトコールを作っていく。ただ数が多ければよいということではない。むしろそういうリスク、危険が多少でもある。あるいは患者さんに不愉快な気持ちを及ぼすような調査、研究の場合には、数を最小限度にする。そしてその最小限度でも明らかに結論が出るということがあれば、数は絞るべきだというのです。生命倫理委員会が各大学にあって、人間を使っての研究が検討されると聞きました。実験計画を作るのに、初めから慎重に考えたうえで、それを計画の中に組み込むべきだということを聞いたのです。

徳田　研究の倫理審査は大切ですよね。研究前には必ず、対象患者さんの数を算出し、研究計画書に書くことになっています。介入研究では有害事象が起きることもあります。そのために、介入研究ではそのような委員会が、研究途中でも、有害な事象が起きていないかについてモニタリングすることがあります。臨床研究だけでなく、基礎研究で動物を対象とするときでも、必要最小限の数の動物を利用することが大切ですね。

日野原　私はそのサミットの会議で日本の実情を聞かれましてね、サミット参加国の中では生命倫理は日本が一番遅れているようで、内心不安な気持ちを持っているのです。最近、つとめて生命倫理関連のものを読んでいるのですが、日本の論文が、外国の学術雑誌に投稿されて不採用になったケースがある。それは、動物を殺したときにどういうことが起こるかという(笑)、そうした変化の研究になっていた。殺すことが非常に残忍なことであるということで、問題になった。動物愛護の精神からすれば、生き物を大切にするということですが、しかし、私たちは動物性タンパクをとるために牛を殺さなくてはならないという非常な矛盾があるわけです。理屈から言えばヘンなことなんだけれども、しかし、やむを得ず動物を殺す場合でも、殺す方法としては、よりよい方法を選ぶべきだということが言えるのではないか。

■倫理観の涵養が家庭や学校で不足している

徳田　欧米諸国と比べて、日本では、動物を殺すことは残酷という基本的な倫理観が薄いのかもしれません。倫理観の涵養には家庭や学校での教育が大切ですね。日本の子供たちは、受験勉強はよくやらされていますが、倫理観を身に付ける経験が不足しているのではないでしょうか。受験勉強は競争原理に動かされています。勝者と強者の論理です。弱者や動物に対するやさしさや、助けたくなるような気持ちを感じる体験は、どんどん少なくなっていきます。このような教育で育った研究者が、動物に対する慈悲の感情がない行為をしてしまうと思います。

日野原　オスラー先生の時代には、猛烈な動物愛護から人間の場合も含めて非常に制約が強かった。ことに英国は強くて、もう百年以上前から動物実験にも制約があったのです。日本ではそういうことが起こらなかった。

日本においては宗教、とくに仏教などでは、生き物を大切にするという教えがあるんだけれども、宗教と科学は全然別個の世界だとか、両者は両立しないとか、相反するものだという受け止め方が、日本では科学者の間で強かったのではないでしょうか。

□第7回：「感性を育てる」

■アート・オブ・メディシンにかかわる人はジェネラリストであった

日野原　昔にかえって考えますとね、ヒポクラテスもそうですが、プラトンという人は哲学者と思っていたところが、そのほか医学、生理学を勉強した、そういう記載に会いましてね。

アート・オブ・メディシンにかかわる人は、医師であり、哲学者であり、ある場合には神学者であり、そしてかなりの技術を持っていたという多彩な選手だったんですね。それがだんだん分かれて専門家になり、テクノロジーだけを持つというようになってきたので、全体を忘れるということが自然と起こってきたんじゃないかと思いますね。

徳田　昔の哲人はジェネラリストでしたね。自然科学はもともと哲学から分岐していましたので、哲学は総合的な学問でしたね。フランスのデカルトは数学での解析学の基礎をつくりましたが、哲学での自由意志の概念を提唱していましたね。

日野原　1987年に私が責任を持っているライフ・プランニング・センターでドクター・ローランドというカナグのマクマスター大学の教授を招きました。この方はオスラー研究者でもあるのですが、マクマスター大学の医学部では学生を選考して採るのに、こうしていると言われた。アメリカ、カナグではハイスクールを出て、4年の大学で一般教養的な、その場合には文科的な教養、理科的な教養があるわけですが、それを4年間で修めてから、さらに4年の大学、医学部に入学する。マクマスター大学の場合には夏休みがないので3年間でやるということです。そのように日本よりも2年間多く一般のサイエンスやアートを勉強してから医学にいくということになっている。その場合に面白いことは、マクマスターでは、学生の半分は理科系を専攻したものを採る。他の半分は文科のほうの人を採る。文科のほうは統計とか化学が弱いから、入学してから医学に必要な理科方面のことを在学中に教えて、卒業させる。医学というのは卒業してからやるべき領域が実に広い。ただ、物理や数学が強いからといって理科畑のものだけを医学生として採ると、どうも医学の広い領域を満たせるような人をつくることができない。そこで、そういう学生の採り方をしているということを聞きましてね。

徳田　今の自然科学には哲学や倫理は含まれていませんので、哲学や倫理を学ぶためのアートを学ぶ機会があれば良いですね。医学部の同期というのは貴重な存在ですよね。お互い教え合うという意味でも重要ですよね。同期に哲学や倫理のリベラルアーツのバックグラウンドを持つ人がいるととても勉強になります。文系の学生を採用することによるダイバーシティの効果ですね。

日野原　随分思い切ったことで、また大切なことじゃないかと思うのです。今は高等学校や中学校で、数学や物理、化学が強いと、お前、医学にいけと先生が勧めるわけですが、理科系が得意だから医大にいくということになると、その間、受験を目標に鍛えられますから、人を押しのけるということを学ぶだけで、感性的な教育はどこで得られるのか、それが非常に心配になる。私は今の医学教育で大切な感性というものは、半分は生まれつきに具わっているもので、あとの半分はトレーニングやら、その人が置かれた環境の中で育つものと思います。だから、少なくとも素質的なものがある人を採るように配慮する。これにはインタビューとか、高校生の時にはこうだったという、ほんとの推薦をもらって、それを信用しながら選考しないとできないのですが、何といっても今の入学試験は点数で決める。

■医学部の入学試験の一次試験と二次試験には、倫理・社会も必須にするとよい

徳田　倫理感としての感性ですね。深い思いやりの心があれば、患者さんの苦痛や家族の死去での感情を理解できますよね。

私の提案ですが、医学部の一次試験と二次試験には、倫理・社会も必須にするとよいと思います。確率統計と生物学と英語に加えて、倫理・社会の記述試験を二次試験に加えることにより、勉強を余儀なくされます。そして、倫理の記述では自分自身の体験に対する考察をさせるというのも良い工夫と思います。人間の感情が関係する困難に対してどう対応したのか、など。そのときの評価方法としては、面接がベターですね。高校から推薦では、高校の指導教員には、正直に感性を記述してもらうことが大切ですね。

日野原　今まで文科省が関与して作ったものは、とかく反対は多かったと思うのです。高等学校の推薦は信用ができるという評価を高等学校が得れば、非常にいいと思います。あの高等学校の推薦だから信用できる、それで入学した人間を見れば、やっぱりよかった、というようなことになれば非常にいいと思うのです。

□第8回：「生活習慣病」ということばはこうして生まれた

■習慣を養うように指導したほうがいいのではないかと考えた

日野原　私は心筋梗塞、循環器を専門的に診療してきて、いろいろ考えているうちに、文明が進めば進むほど心筋梗塞が増えるのではないかという仮説を持って統計的な観察をしてきました。日本人がアメリカに長年住むと心臓病が多くなります。日本の外交官を数百人、私は今日まで続けて診ていますが、一般の人に比べると日本の外交官は心筋梗塞が最も多い。これは外国人的な生活、西欧的な生活をしているからだということに気づきました。また、脳卒中が日本に多いのは食塩と関係があるという説も有力になってきました。もし国民の生活習慣を変えると、そういう病気の発病を少なくすることができるのではないかということから、生活環境を変えて衣食住のあり方を変えることが本源的ではないか、そうするのには自然にそういう食事を喜んで食べられるような習慣を養うように指導したほうがいいのではないか、そのように考えたのです。

徳田　有名な疫学研究に、日本人と、日本から米国に移民した日系一世の人々、そして日系米国人の心筋梗塞の発症率を比較したものがありました。日本人では最も発症率が低く、日本から移民した人たちがそれより多く、米国人が最も多いと言う結果でした。この研究結果は、欧米型の生活習慣が心筋梗塞の原因となっていることを示唆しています。一方で、食塩摂取量の多い日本人では高血圧とそれによる脳出血が多いことが世界的にも有名です。米国に移民した日系の人々では脳出血はむしろ減っていました。これも、日本に比べて米国人の食塩摂取量が少ないことが最大の要因と言われています。

■「成人病」から「生活習慣病」へ

日野原　成人病という言葉を１９５６（昭和３１）年から当時の厚生省が言い出しました。それまでは結核が死因の第一位でしたが、そのころから脳卒中が第１位になった。これに対しては血圧をはかるとか、その他のチェックをすることによって若いときから脳卒中にならないように予防すべきだという考えから、「成人病」という言葉を厚生省が初めて使いました。ところが、成人病というのは、その当時の考え方は、脳卒中やその他の病気は老人に起こると考えられていたから、老人に起こるような病気が若い時には起こらないようにすべきだということで、本来は老人病の対策というふうに言うべきところを成人病対策という言葉で表現したわけです。私が思うのは、老人病の健診をしますからと言っても４０歳、５０歳の人は来ない。しかし、成人病健診といえば何となく抵抗がないから、一つの運動として展開するときは成人病という言葉は非常によかったと思うのです。そういうことから、成人病という言葉が普及したのです。しかし、私が一般の人に講演をする場合、「成人病とは何であるかということを2、3行で説明できますか?」「中学に入ったお嬢さんや息子さんにどう説明できますか?」と言って書いてもらうと、ほとんどできない。成人病とは何かということは、それは膠原病とは何であるかということをお医者さんに聞いてもなかなか答えられないのと同じで、どうも成人病という言葉は使っているのだけれども内容がよくわかっていないと思いました。そこでもっとわかるような言葉にしたほうがいいと思いました。成人病と言われるような高血圧、心臓病、脳卒中、糖尿病は、やはり習慣によって起こる病気だとしたほうがわかりやすい。そういう言葉を普及させようということで「生活習慣病」という言葉を使ったのです。

徳田　日野原先生が提唱された生活習慣病と言う表現はまさに本質を示していると思います。肥満や糖尿病、高血圧、脂質異常症によって脳血管障害や心筋梗塞になるプロセスが理解できます。また、タバコや、お酒、肥満、運動不足などによってがんのリスクも高まることがわかってきました。そういう意味で、すべてではありませんが、がんも生活習慣病に含まれることになります。世界的には、これらの疾患を包括的に呼ぶ場合に、「非伝染性疾患」などと呼んでいます。私は、日野原先生が提唱された生活習慣病の方がしっくりくると考えています。

日野原　そうすると、「あ、そうですか、それじゃ、自分が自分の習慣をつくっているのだから、自分の責任だ」という意識が出る。そういう意味から、「習慣」という表現は理解されやすいということで広く使われてきたわけです。習慣という言葉は医学論文には今まで使われなかったのです。医学論文に習慣という言葉を書くのは、俗語であるという考えがあった。ところが習慣というのは行動科学の中の一番大切なことです。私が習慣ということに非常に関心がでてきたのは、オスラー先生の影響です。

■繰り返して習慣づけると、その人の生き方も変わってくる

日野原　彼はこう書いているのです。バッハの音楽を上手に弾くようになるのは、間違いをおかしながら何回も何回も練習をすると、あとは自然に指が動いてうまく弾けるようになる。いったん体に習得されると、曲を弾きながらでも話ができる、冗談でも言えるようになる。何でも繰り返してそれを習慣づけると、その人の生き方も変わってくるのです。

医学というのは終生、勉強し続けなくてはならないもので、学習を習慣づけるのが大学の仕事です。大学では各論はあまり教えなくてもよい。習慣をつけることが必要であって、若干の本質的なことさえ教えればよい、こういうことを書いたオスラー先生の文を私は読んで、なるほどそうだと思いました。

徳田　紀元前ギリシャの哲学者アリストテレスも、「人間は習慣である」と述べました。健康的な生活習慣の人が最も健康長寿が長いことが示されています。勉強も習慣ですよね。医学生が習得すべき最も重要なことは、日ごろから勉強するという習慣を身に付けることだと思います。試験前だけでなく、普段からいろいろなことに興味を持って勉強にチャレンジしていく医学生は、医師になってからも生涯学習していくと思います。

□第9回：自分で選択をするのが、「賢明な選択」

■習慣病への対応がこれからの医学の進むべき道である

日野原　オスラー先生は習慣という言葉をどのように使いながら学生を指導したのかを知りたくて、オスラー先生のルーツを探したんです。そうしたらヒポクラテスが、楽器の奏法について書いているんですよ。ヒポクラテスは習慣というものが人間をつくるといい、日本では福沢諭吉が同じことを言ったんですね。諭吉が外国からその考えをもらったのかどうかを調べたところ、どうも日本には数百年前に、貝原益軒の「養生訓」の以前から文献があるらしいですね。昔の人は習慣を重視していたことが分かります。しかし次第に習慣という言葉が俗語になってきて、医学の中では使われなくなった。私は病気というものの2/3ぐらいは習慣によるものと思っています。ごくわずかが先天性の病気で、これは遺伝学その他が研究すべきです。しかし、南半球では多くの人々は、環境が悪い、水が悪い、空気が悪い、食事が悪いことから起こる環境病で悩み、習慣病は少ない。遺伝性のものはこれから解決をするでしょう。しかしこれは数は少ない。文明国での環境病は公害も含めてこれもコントロールされる。栄養不足はなくなった、伝染病が少なくなった。そうすると、文明国ほどその人の生き方、食べ方を含んでの生活のあり方が病気を作って、それに先天性疾患または素質というものが加わる。

素質があっても生き方を変えると、糖尿病なども増えないで済む可能性はあるのです。これからの文明国はこの習慣病への対応をしなくてはならない。それについては、やはり生き方もあるから、ここで行動科学を医学の中に持ち込む必要がある。しかしこうしなさいという処方を医師がするだけではなく、患者さんが自らそうするようにするためには、医師でなくとも何かの手を使って患者さんが行動できるようなことがされなければならない。

私たち医師だけが患者さんの行動をすべて変えることができると考え過ぎると、とんでもない。医師以外の人々に、そういうふうなことに参与してもらい、私たちはデザインをする。そういうかたちになるのが、これからの医学であると思います。

徳田　日野原先生が、感染症から生活習慣病へのシフトをいち早く警告されておられましたね。タバコ、酒、塩、砂糖、加工食品、食べすぎ、運動不足、これらが病気の最大原因となりました。習慣を変えるのは努力が必要ですが、動機付け面接はよい効果がありますよね。医師だけでなく、ナースや臨床心理士などの方々がこのような面接を行うことができると良いですね。

日野原　私は1954年から人間ドックをやっていて、今でもその時から診ている若干の患者さんがいるのですが、毎年人間ドックを受けて、「先生、やっぱりタバコはやめられません」とニコニコと言うわけですよね。ですから、習慣を変えるとか、タバコをやめるとかいうふうなことは、医学とは違うと思うのです。医師には医学の指導を期待してきている。でも習慣を変えることは向こうも医師に期待しないし、こちらも説得力がない。そうしたことが原因となっていると思うのです。

徳田　医学教育にそのような行動変容を促すコミュニケーションスキル学習の機会がほとんどありませんね。そのため、医師は検査をするか、薬を投与することに集中してしまいました。本当はそのようなスキルの学習が大切ですので、医学教育にはもっと改善の余地がありますね。

■習慣を変える方法を当人の自由選択に任せる

日野原　習慣の変容には、やはりその人がどのようなタイプの人であるかということを、私たちがまず分析をすることが必要です。これを私はA・B・C型に分けて考えました。A型：だんだんと変えられる、タバコを例にとれば一本ずつ減らす。B型：まず半分にしてみる。それからまた半分にする。C型：明日から、いや、今からきっぱりやめる。このABC型に分析する。あなたは何型ですねということを私たちが言わないで、奥さんがいれば、奥さんに、ご主人をどのタイプだと思いますかと尋ね、私はこう思っていますというふうに、お互いにディスカッションさせて、自分はこういうものであるかなということを感じさせる。我々が、どうもあなたはこうだからこうしなさい、あしたからやめなさい、どうせ半分にするのは中途半端だからというふうには言わないで、方法は当人が選ぶ。

我々は指示しないで、いろんな道があるということを知らせる。つまり選択の道を当人の自由選択に任せるということです。人間というのは、やはり人に言われたのではなく自分で選択をすると、やってみようかなという気持ちになる。「あなたはそんなタイプじゃないから無理ですよ」と奥さんは反対するけど、「いや、おれはそう思っている。じゃ、やってみようかな」ということで、自分で選択して頂く。そのときに、体験者に会わせると有効です。「私はやっぱりそれで困った」とか、「こうやったらこんなになった」という体験談ですね。そういう意味でグループ・セラピーというのは非常に有効です。ことに、やせさせるというのは難しい。２か月の間に見事に２ｋｇやせて、しかも、今までの送り迎えのクルマをやめた社長さんがいますが、減量してもちっとも体力は落ちないというふうなことを体験者から話してもらうと有効です。私などはタバコを吸ったことがないから、私がタバコをやめなさいと言っても説得力はありません（笑）。

□第10回：「伸びる教育、伸びない教育」

■医師が知識、技術を独占しない

日野原　私は、日本の一般の方々に自分で血圧が測れるように聴診器の使い方を教えます。「あなた、聴診器の使い方をほかの人にも教えなさい」と言っています。一般のボランティアの人に医学生や看護学生でもそこまでは教わらないところの知識を与えて、動機づけています。非常に知的な道具を与えるわけです。私たち医師が知識、技術を独占しないことです。血圧を自分で測っている人にはそのデータを医師に返しなさい、あなたの自己判断ではよくない、というふうに一般の人を指導しています。

徳田　血圧の値は病院や診療所で測定するよりも、家庭で測定した値を参考に診断と治療をしたほうがよいと言われてきていますね。そういう意味では、一般の人々が皆、血圧をいつでも測定できるような状況が良いかと思います。病院やドラッグストアだけでなく、空港やショッピングモール、コンビニエンスストア、パチンコ店などにも自動血圧計を置いておくと良いかと思います。パチンコ店などのギャンブル場に通う人たちには、高血圧を放置している方々が多い、と考えられます。そういう方々の血圧を測定して診断と治療に結びつけるためにも、ハイリスクグループをキャプチャーできる社会的仕組みが必要だと思います。

日野原　生活環境を変えるということの1つの例として、100本/日のヘビースモーカーがタバコをやめた例があります。その人は1回やめたことがあるけど、またダメになった。その時、私は奥さんに、「タバコのことはここで話をしたのだから、当人の意思に任せなさい」と言ったので、奥さんはあまり干渉しなかつた。その人はきっぱりやめた。その動機をよく聞きましたら、「お父さん、これで2日だけどほんとにもつかなあ、ちょっと怪しいよ」、「いや、もってるらしい」などのヒソヒソ話がされていた。その3日目に「お父さんを尊敬するなあ」という言葉が当人に聞こえたという。初めて奥さんから「尊敬する」という言葉をふすま越しに聞いたわけです（笑）。そのことがものすごくモチベーションになったというのです。医師が何回指導するよりも、そのような上手な奥さんの言葉が効を奏したのです。このように奥さんを指導したり、誘導するということも、やはり我々医師の仕事になりますね。

徳田　動機づけ面接の手法に近いですね。行動変容を促すのはなかなか大変ですが、微妙なきっかけで大きな変容をもたらすことができることがあります。患者さんの人生に重要な役割を果たしている人々のサポートがあると、特に行動変容がしやすくなると思います。子供やお孫さんの一言が行動変容につながることもありますので、家族内の人物構成を把握することは医師にとっても重要だと思います。

■1年上の先輩が1年下の人を指導するほうがよい

日野原　私は教育というのは、教授がするという立場になると、なかなか伸びないと思います。1年上の先輩が1年下の人を、あるいは研修医が学生を指導するような地位にもっていくようにアレンジをするということが一番必要です。自分が下から質問されたり、下を指導する時に、いかに自分が未熟であるかということを体験的に学習ができる。これではいけないという気持になるので、なるべく若い人にそういう教える機会を与えることが大切です。私は1951年にアメリカへ行って「セシル内科学」を編集したビーソン先生に学んだのですが、先生は感染症の専門家でアレルギーの研究もされていました。ある時、「日野原さん、ちょっと講義に一緒に行かないか」と誘われました。今日の講義はドクター・ベネット医局長がするというのです。「医局長が先生の代わりの講義ですか？」と聞くと、いや、僕も行くと言うんです。すると先生は教室の後ろにいて、ベネットが講義しているのを聴いていました。彼がアナフィラキシーの話をしているのを聞きながら、学生が質問したときに、そのベネットの説明が十分でないように思われたビーソン先生は、後ろから「こういう場合にはどう考えますか」という質問をした。つまり学生に分からなかった点をもう一つ話をさせる。自分が休んで代講させるのでなしに若い人にその場を与える。そうしたやり方を私は今まであまり見なかったのです。ビーソン教授は教育的にベネットが伸びるために機会を与えているんだと考えて、なるべく若い人にそういう機会を与えるようにしたのです。そういうふうに教育システムをもう少し変えていくことが必要ではないかと感じているわけです。

徳田　教えることを学ぶこと、すなわち「ティーチング・イズ・ラーニング」ですね。成人学習理論でも最も効果的な学習方法だといわれています。一般的に耳学問は質が低い学習方法と考えられていますが、最近ではむしろ耳学問の重要性が認識されてきています。ロングセラーとなった外山滋比古さんの「思考の整理学」（筑摩書房、1986）では、聞くこととしゃべることによる学問の効用について書かれています。

文字や画像による勉強より、聞くこととしゃべることによる勉強の方が人類の歴史ではずっと長いですので、学習方法としての進化論的な基盤はむしろ聞くこととしゃべることにあると思います。私のプログラムの1年目研修医のみなさんには、医学生を捕まえてどんどんレクチャーしてください、と申し上げている次第です。

□第11回：「教育にはシステムが必要です」

■米国のチーフ・レジデントとは

日野原　日本と違って、アメリカの場合、比較的若くて教授に抜擢される医師は、チーフ・レジデントとしての、医局長としての評判が非常によかった人に限られるのです。だから、チーフ・レジデントの地位を与えられた時には、それで生涯が決まるように向こうの人は思う。そこで、全力投球する。アメリカでは卒後1年はアシスタント・レジデント、2年目はレジデント、それから3年目がチーフ・レジデントになります。日本では1年の研修医、2年の研修医と言いますが、アメリカではその研修医のチーフに対する印象を上の教授が求める。チーフ・レジデントを、君たちどういうふうに評価をするかを聞くのです。そうすると、ほんとのことがわかる。それから、どこかで教授の選考があった時に、チーフ・レジデントであったことが非常に役立つのです。日本では何かボヤッと教室にいて何となく上がっていくという（笑）、そこいらのシステム化がないのですが、私は日本の教育にはシステムをつけることが必要じゃないかと思います。

徳田　360度評価のシステムですね*。

＊360度評価（多面評価）：上司・部下・同僚等、多方面から複数の視点を通して対象者を観察する手法

ある医師を評価するときには、先輩や上司であるシニアクラスの医師からの評価だけではなく、同僚医師、後輩の医師、看護師、技師、事務員、そしてできれば患者さんからの評価を多角的に集める。そうすると真の評価が可能になりますね。先輩医師に忖度（そんたく）*だけしているような医師は、別のアングルからの評価では低いことがよくありますよね。そういう意味で、360度評価のシステムは理想的な評価方法だと思います。

ところで、医師の生涯学習についてご意見を聞かせてください。

■学会では問題解決スキルを学ぶことができる機会にしてほしい

日野原　確かに本格的に勉強しようとする開業医の先生が増えてきて、たいへん結構だと思うのです。その場合、同時に専門学会がそれに対してどうしてももう少し手を出さないかということを感じるのです。本当の専門学会、例えば心臓についての冠循環**のことを勉強する特別の研究会とか、アカデミックな学会は、比較的少数の専門部会でやるのはよいけれども、毎年1回開かれる、日本内科学会のような大きな学会の場合には、アメリカの内科学会がやっているように新しい医学の動向とか、あるいは外科はここまで進んでいるんだというふうなことを一般内科医に示したり、ノー

＊忖度（そんたく）：広辞苑では『他人の心中をおしはかること。推察』。また新明解国語辞典では『自分なりに考えて、他人の気持ちをおしはかること』。森友学園への国有地の払い下げ問題などをきっかけに注目が集まり、2017（平成29）年の「新語・流行語大賞」の年間大賞の1つに選ばれた。
＊＊冠循環：厚い心筋を動かすには、心臓へ酸素やエネルギー源を豊富に供給するために多くの血液が必要。

ベル賞をもらったような人の立派な業績をダイジェストして紹介するというような特別講演を幅広くやってもらいたい。さらに、アメリカでは、多くのワークショップがあって、1つのワークショップでは3時間ぐらいやり、20～40人の定員で参加できます。ワークショップには事前に申し込み、参加費を出して私も参加してみた。私は電解質に関心があったので電解質のワークショップを選んだのですが、そこに20人ぐらいいて、電解質のエキスパートが来て、そこで問題を出したり、いろんなことを質問する。間違って答えたりするわけですが、それを上手にさばく。自分は電解質が少し弱いからこの学会では電解質を勉強する。弱い分野のワークショップに出席する人が多い。一流の先生に教えてもらうワークショップが主体です。日本の学会には教育講演という名前はあるけれどあまり工夫がない。もっと勉強になるように何かをしないと、日本の学会の将来は寂しいと思います。

徳田　実践的な知識やスキルが身に付くワークショップは本当に役に立ちますよね。翌日の患者さんケアに直ちに役に立つ、そのような学習機会があれば良いですね。講義形式だとどうしても学習効率が良くない、ということがあります。ワークショップのような参加型だと学習効率が高い。しかもそのようなワークショップでは、症例をベースにした実臨床に近いセッティングで行うと、さらに良い効果が得られると思います。

インターネットの普及が進んでいますので、単なる知識の習得を目標にするのではなく、学会等では問題解決スキルを学ぶことができる機会にしてほしいですね。そして様々な人々と交流をすることですよね。そういう意味では、国際学会などにもどんどん参加した方が良いと思います。

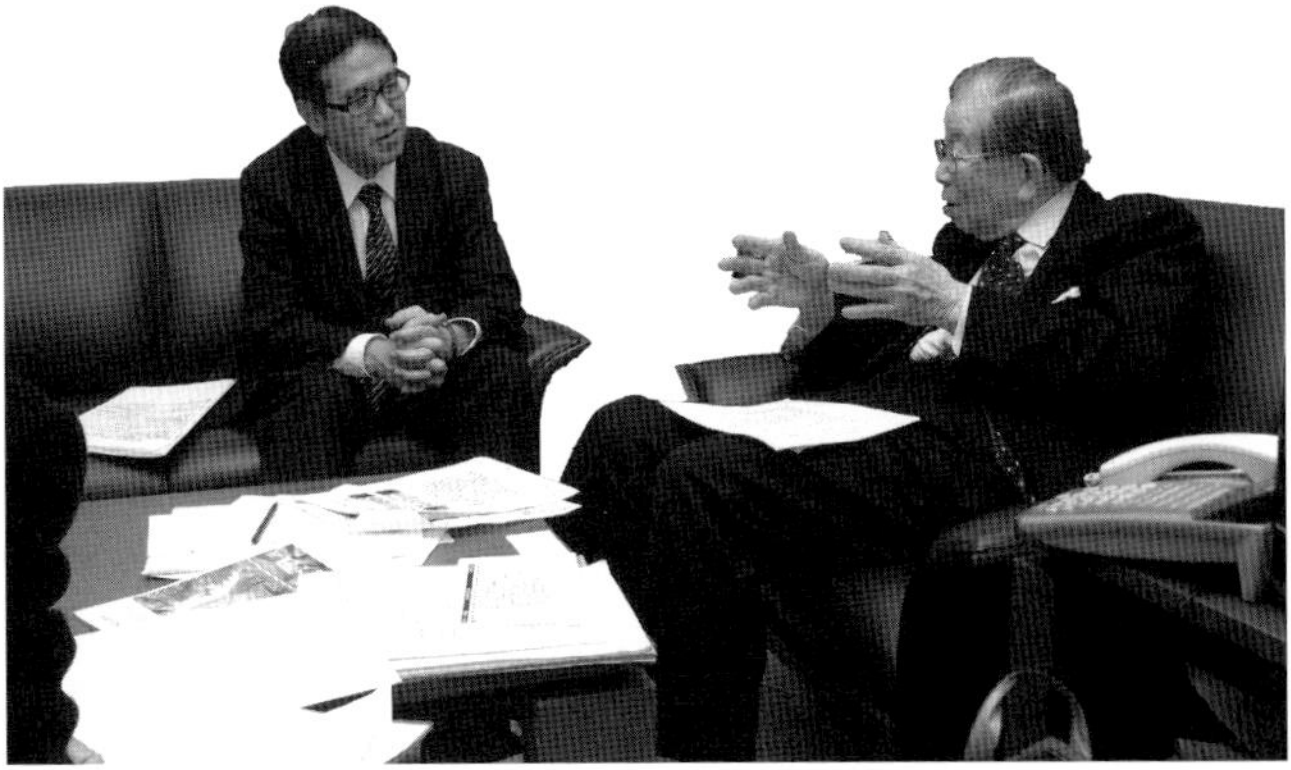

第5章　対話編その2「日野原重明先生と語る医のアート」

この章では、患者さんとご家族向けに刊行されている季刊誌「げんだい養生訓」（カイ書林刊）に現在も連載されている日野原先生と著者との下記の対話を再録しました。

第1回：「アートから出発した医学」
第2回：「医師には知性と感性が求められる」
第3回：「判断は難しい。経験は過ちやすい」（ヒポクラテス）
第4回：「主治医とは何か、コンサルテーションとは何か」
第5回：「いとおしむ心が医師には求められる」
第6回：「生命倫理を考える」
第7回：「感性を育てる」
第8回：「生活習慣病」ということばはこうして生まれた
第9回：自分で選択をするのが、「賢明な選択」
第10回：「伸びる教育、伸びない教育」
第11回：「教育にはシステムが必要です」
第12回：「日野原回診」とは

第5章　21世紀の医師に求められる資質

21世紀の医師に求められる資質

医学生や研修医を指導するときに私たちはよくケーススタディー形式で行います。そのためこの章は、まずケースをお示しします。

ケース1：子どもの心雑音

7歳、男性。1週間前からの関節の痛み。両膝、両肘の痛みです。バイタルサイン：血圧100/70、心拍数90、呼吸数13、体温38.6℃。

ケース2：突然の聴力低下

2019年7月、久しぶりに、泳ごうかなと思って、ズボーンと沖縄のあるビーチで泳ぎました。その直後から左耳が聞こえにくくなりました。

2例とも患者は著者の徳田 安春です。

私はこの2つの病気を患者として経験し、医師の資質に対して考えるようになりました。患者にとって、相談しやすい、やさしい医師が良いのです。これが21世紀の医師に求められる資質と考えます。

□ケースその1：子どもの心雑音

7歳、男性。1週間前からの関節の痛み。両膝、両肘の痛みです。バイタルサイン：血圧100／70、心拍数90、呼吸数13、体温38.6℃。

追加の問診で、発熱と食欲低下が3日前からあることがわかりました。また、今はないですが、3週間前に喉が痛かったのですが、それは数日間で治りました。関節の痛みはどんどん強まり、受診時は4／10程度の痛みでした。診察では、関節の腫脹と圧痛がありましたが、皮疹はありませんでした。検査結果では、白血球が1万。胸部X線は異常なしでした。

さて、他に診察したほうがよい部位はどこでしょうか？　そうです、心臓の診察です。心音のリズムは規則的でしたが、心雑音がありました。聞かれた心雑音は、カーリー・クームス雑音（急性リウマチ熱に特徴的な心臓の雑音）でした。ということで、診断は急性リウマチ熱だったのです。溶連菌による感染症咽頭炎のあとに起こる、心臓の弁や関節の炎症です。

実はこれは48年前のケースであり、患者は私自身です。小学1年生のとき、私は急性リウマチ熱にかかりました。だから詳しい病歴が言えるのです。

当時、子どもの私はこの心雑音が指摘され、いろいろな医療機関を回りました。琉球政府時代であり、医療技術はまだ発展途上でした。沖縄の医療機関では診ることができないと言われました。その当時、いとこが京都府立大学附属病院に看護師として勤務していました。いとこの勧めでその大学病院に受診することになりました。父親と共に、琉球政府発行のパスポートを取り、手持ちのドルを円に替えて、その当時は外国である日本の京都まで行きました。

そこで出会ったのがすばらしい医師でした。「もう大丈夫だから心配は要らないよ」と、優しい言葉をかけてくれた小児科女性医師でした。

そして医師というのは素晴らしい職業であると思いました。そのとき、もしかしたらそういう医師になりたいものだという希望が、子ども心に生まれました。でも、まさか自分が医師になるなどとは思いませんでした。

また、当時の私は小学校1年生でしたから注射が怖かった。注射針を見ただけで逃げ回っていました。**針恐怖症！**ですね。そういう私が、おそらくペニシリンだったと思いますが、注射を受けることになりました。そのとき先生は、たいへん優しく注射してくれました。あれほど怖がっていた注射嫌いの私が、泣くこともなく注射をおしりに打たれました。あのときの注射の感覚は、今でも覚えています。痛みというより、なぜか優しい感覚として残っているのです。痛みは自覚症状です。そのときに恐怖感があれば、痛みとしての感覚は倍増します。しかし、優しい気持ちで打ってくれるときには、痛みもかなり和らぐことを体験できました。

さて、今から考えると、急性リウマチ熱による心臓の炎症がおさまる頃に京都の病院に受診したのだろうと思います。しかし、当時の私と私の父親は、担当の先生の優しい言葉にほっとして、満足して、琉球に戻りました。その2年後、沖縄は日本に復帰しました。

将来の仕事として具体的に医師を意識し始めたのは高校生の頃でした。琉球大学に沖縄で初めて医学部ができたからです。学生を募集開始して2年目は、私が高校を卒業する年でした。これは医師になれるチャンスと思いました。子どもの頃の記憶が甦ったのです。

□ケースその２：突然の聴力低下

２０１９年７月、患者はまたもや私です。久しぶりに、泳ごうかなと思って、ズボーンと沖縄のあるビーチで泳ぎました。その直後から左耳が聞こえにくくなりました。

今は、聞こえは良くなっています。それは、あることをやってもらったからです。診断は何でしょうか？それは外耳道の耳垢塞栓です。外耳道に水が入ると耳垢が膨張します。塞栓となり外耳道を詰めてしまいます。治療は取り除けばいいのですが、無理に綿棒でコリコリやると危険です。鼓膜や外耳道を傷つけてしまいます。

そこで私は近くの病院にすぐ電話をしました。運良く外来に耳鼻科の先生がいてくれました。女性の先生です。私が知っていた先生でたいへんやさしい方です。「ちょうど外来診療が昼休みの時間で空いているのでどうぞいらっしゃい」と言われました。そして、優しく耳垢を取ってもらいました。その処置で私は、ほとんど痛みを感じませんでした。たいへん優しい診療でした。

その瞬間、急性リウマチ熱の注射の感覚を思い出しました。私はこの2つの病気を患者として経験し、医師の資質に対して考えるようになりました。患者にとって、相談しやすい、やさしい医師が良いのです。これが21世紀の医師に求められる資質なのです。

この章では、そのことについて考えてみましょう。

□医学部入試の諸問題

最近問題となっている大学医学部入学事件は何を意味しているでしょうか？ここで、事実関係を整理しましょう。まずわかったのは、女性を入試で差別していたことです。国内の主に私立の大学医学部で長い間、女性の点数を意図的に低目にして差別していたのです。この問題に対して医学教育にかかわる人たちがあまり声を挙げていないのでは？と思います。単に、学部の長が謝罪するだけでいいのでしょうか。また、医学教育のプロフェッショナルな団体も、パブリックに向けて発言すべきことはないでしょうか？このような意見を、私自身が主任編集者をやっている英文誌 Journal of General and Family Medicine のエディトリアルに書きました＊。

多くの人々から賛同がありました。男性医師たちからも、そうだ、という意見をいただきました。

＊ Yasuharu Tokuda. Discriminations in medicine and public health: Moral challenges for modern Japanese physicians. Journal of General and Family Medicine. 2019; 20 (2), 46-46。

医学部の合格者選抜試験には私から提案があります。その前提として、医学部入試は大事だと考えます。なぜかというと、日本人が生涯で最も勉強するのは、大学受験だからです。たしかに医師国家試験のときにも医学生は勉強しますが、たぶん大学受験よりは勉強しません。大学受験のプレッシャーは大きかったと思います。

■医学部入試の必須科目に高2と高3の数学はいらない

しかし、その受験科目を見ると、なぜか医学部入試の必須科目に、数2と数3の数学が入っています。センター入試で数1の数学が必須なのに、数2～3の数学を必修にしている大学が多いです。高校2年、3年の数学とは何でしょう。微分積分などがあります。

病院で毎週、微分積分使っている医師はいるのでしょうか？あるいは医学論文を書くときに微分積分は必要なのでしょうか？答えは否です。単純な割り算でさえやらない医師がほとんどです。数1の確率と統計は必須とすべきと思いますが、医師の業務をみると、数2以上の数学を必須にする必要はないのです。数学はセンター試験の数1で医師の仕事は十分できるのです。

ところで、GRE*というアメリカの大学院の共通試験があります。

＊ GRE：Graduate Record Examination、アメリカで文系、理系 いずれもの専攻科目の修士号、博士号を取得するために必要とされるテスト。

ＧＲＥには、たいへん難しい英語の読み書きの試験があります。そして数学もありますが、数学はたいへん簡単です。日本人はほとんど満点を取ります。なぜ簡単かというと、実はアメリカの大学院生入学は日本での高１数学レベルでいいとされているのです。欧米のサイエンス系大学院のたとえばＭＩＴ、ハーバード大学などの大学院に入ろうとしても、入試では高１の数学でいいのです。

アメリカでは、それぞれの大学院に入ってから、必要科目によって高等数学の勉強をやらなくてはいけない場合もあります。ハーバード大学大学院生時代、私が専攻した感染症疫学コースの場合、微分積分をやらないとわかりません。Ｒ０、すなわち基本再生産数＊、という大切な数値の意味を完全に理解するには、微分方程式の知識を使います。

感染症疫学に必須な知識として微分方程式を使うときになって私は２０年ぶりに微分積分を復習し直しました。感染症疫学のモデルは微分方程式を作って、特別なソフトを動かして計算します。それで、ある感染症が広がるか収束するかがわかります。

微積分が必要であれば、勉強すればすぐできます。もちろん数学的な考え方が大事というの

＊基本再生産数：疫病の感染力、人口の増加減少などに使われる数字

はもちろんわかります。入試で試したいのは、受験生がどれだけ数学的な考え方を身に付けているかどうかであり、それを問いたいというのには同感です。しかしそれは高１レベルでいいのです。欧米では大学院入試の数学で問うのは、日本での高１レベルです。大学ではなく大学院ですよ。

最近、私たちはある調査を行いました（Mano Soshi, Takahiro Mizuta, Yasuharu Tokuda. Subclinical cancer diagnosis fallacy. Journal of General and Family Medicine. 19 (3): 70, 2018）。その結果によると日本人医師は数学的な考えをほとんど使っていないことがわかりました。がん検診の効果を判定する簡単な統計学・疫学的ロジックについてのテストを行ったのですが、多くの医師が統計学・疫学的な思考方法を身につけていないことがわかったのです。実は、日本の医師だけでなく、アメリカの医師も同じ程度でした。いずれにしても、あれだけ受験時代に数学を勉強したのにもかかわらず、悲しいかな、数学的思考さえも忘れ去っていたのです。

がん検診の価値を判断するには簡単な統計学・疫学的ロジックが理解できていればすぐにわかります。高校数学でいうと、確率と統計は、ＥＢＭ*を実践するのと、医学論文を読む

＊ＥＢＭとは：1）科学的根拠（エビデンス）、2）臨床医の技能、3）患者の希望、この３つを統合して意思決定をするのがEBMの本来の考え方

ことと、医学論文を書くためには必須です。

しかし、感染症疫学予測モデルを作成するときには微分方程式を使いますが、99.9％の医師は微分方程式を書いたりはしないと思います。入試の数学について、私からの提案は数1で十分、ということです。

■生物は必修にすべき

次に理科についてです。これに関しては、物理と化学を選択する受験生が多くて、結果として高校時代に生物の勉強をあまりやっていないのは問題だと思います。せっかく日本人が唯一と言ってよいほど一生懸命勉強する大学受験のときに、どうして医学部の先生方は生物学を勉強させないのでしょうか。医学は人間の生物学が基本になりますので、素直に考えて、生物が必修になっていないのはおかしいのです。医学部では6年間、人体生物学を勉強するのです。

実際、入試で選択せず、高校時代にも生物をあまり勉強しないで入学した学生には、そのつけが回ってきます。医学生には、大学の定期試験では過去問ばかりを試験前の直前数日間だけ勉強する人たちがいます。断片化された知識です。国試も過去問中心ですので、これも断片化された知識です。生物学の知識がある人であれば、それらを自然にインテグレートすることができますが、生物学の基礎知識がないと、その断片的知識が脳内に散らばり、そのまま消え去ることが多くなります。私が医学部入試担当教員だったら生物を必修として、医学生の医学学習を助けます。

これからの科学分野でイノベーションが起こる領域は、生物学、データサイエンス、人工知能、ロボット工学、と言われています。人工知能、ロボット工学は数学と物理学ができる人がやったほうがスムーズに学習できると思いますので、理学部と工学部出身者が世界中どこでも中心となります。しかし、このうち、医師に必要なのは生物学とデータサイエンスです。データサイエンスは統計学を応用したものです。

もちろん、微分積分が好きな人は勝手に勉強するはずですから、やらせれば良いのです。むしろ、難しい数学の問題を入試の必須科目に入れているために日本では数学的秀才が医学部に流れる現象があります。ＩＴ関連の世界的企業が日本から最近ほとんど出ていないのは、これも原因であると私は考えています。グーグル、アップル、フェイスブック、アマゾンはアメリカからでした。一方で、最近の中国では数学的秀才はほとんどの場合ＳＴＥＭ分野に進んでいます。ＳＴＥＭとは、Science, Technology, Engineering, Mathematics の分野を表した略語です。中国で試験偏差値上位者は医学ではなく、ＳＴＥＭに進みます。

日本の大学入試で常に偏差値トップの東大医学部は理科３類とも呼ばれています。日本では理科系に医学部が組み込まれているのです。理科３類に入学してくる学生には数学的秀才が多いです。最近、数年間のトレンドとしてみられるのが、この理科３類を卒業した人たちが、臨床医を目指さずに、ＩＴ関連のスタートアップを立ち上げたりしています。数学や物理が本当に好きな高校生は最初からＳＴＥＭ分野に進めばよいのです。進路は周りの人たちの意見を聞くのではなく、最もやりたいことをやるべきと思います。

なぜそうならないのでしょうか？両親や予備校の先生にとっては自分たちの子どもあるいは教え子が医学部に入ること、中でも東京大学の理科３類に入ることが自慢になるからです。私の娘は医学部に入りましたが、数学や物理は苦手のようでした。外国語と音楽、旅行が好きのようです。そういう子は医学部でよいのでしょう。

実際、世界的に見ると、医学は理科の中に含まれているところはほとんどありません。アメリカの医学部は医科大学院という位置づけとなっており、理科系の人たちだけでなく文化系の人たちも入学しています。そして、その比率は半々です。なぜそうすべきなのでしょうか。

医師としての重要なスキルとしては、人間を人文科学的に理解することができる能力が大切なのです。

これをヒューマニティー科学と呼んでいます。私は、日野原重明先生らと共に、アジアの医学雑誌にこのことの重要さを発表しました*。

＊ Tokuda Y, Hinohara S, et al. Introducing a new medical school system into Japan. Ann Acad Med Singapore, 2008; 37: 800-2。

□アートとサイエンス

オスラー先生は医学のことを何と言われたのでしょうか。Medicine is art based on science.（医学はサイエンスに基づくアート）と述べられたのです。英語の原文では、まずアートが先に来ています。どちらが優先すべきかと言うと、アートなのです。

日本語訳にすると、サイエンスに基づくアート、となりますので、アートは文の後ろに置かれます。でも、日本語の文では重要なことは後ろに置かれます。やはり、アートがより大切なのです。

話を医学部入試に戻します。私が医学部長なら、むしろ音楽をやっている人、芸術をやっている人、人文学が好きな高校生を優先的に採用します。前述のケース1（私自身の子ども時代の病気）の心臓聴診に関する私の師匠である、コンスタント先生*もそうですが、診察の達人は皆、音楽や芸術のエキスパートです。

＊ Dr Jules Constant：米国ニューヨーク州循環器内科医で心臓フィジカルのカリスマ。フルート演奏はプロ級であった

コンスタント先生はフルート、サパイラ先生はピアノの達人です。サパイラ先生のフィジカルの著書にはよく楽譜が出てきます。心電図計が無いところでも、上室性期外収縮と心室性期外収縮は楽譜的フィジカルで見分けることができると書かれています。

最近の研究によると、音楽や文学などのアートを習熟すると他人に対する共感力を養うことができる、ことがわかりました。さらには、女性のほうが男性に比べて、共感力が強い傾向にあることも判明しています。

医師になる人には共感力が必須です。患者さんや家族の立場と気持ちを理解することのできる共感力です。

■生物だけでなく、英語、そして倫理・社会も必修科目にしよう

入試の問題では必修化すべき科目もあります。それは生物だけでなく、英語、そして倫理・社会です。英語は最新の論文や教科書を読むのに必須です。倫理も必修すべきなのは、倫理観の養成が目的です。

日本で最近問題になっていることに、官僚の不祥事があります。データ改ざんや公文書書き換え、

議事録の抹消、これらは非倫理的です。しかし、官僚は平然とやっており、そのベースにある考えは、犯罪にならなければよい、という発想です。プロフェッショナルに最も重要なのは倫理です。官僚も医師も、非倫理的行動を取ると国民、患者のためになりません。逆に、人々の脅威になり、社会を混乱させてしまいます。

近い将来はＡＩロボットに官僚の仕事をさせたほうがいいのではないかと主張している人もいます。正しく記録を残す、改ざんしない、プロフェッショナルとして当たり前のことさえもできていないから、そう言われるのです。一方、医師のプロフェッショナリズムについても同様に危機的な状況といわれています。プロフェッショナリズムは倫理に含まれるものです。医学部入試で問うべきはむしろ倫理問題ではないでしょうか。

実は、医師になるとほとんどの人が倫理感の揺らぎを経験します。隠れたカリキュラム（hidden curriculum）の影響です。病院に勤めると、周りには非倫理的な言動をする人たちがいるのです。するとその言動を真似してしまうことが簡単に起きてしまう。人間は弱い生き物です。だから自分自身の倫理感を強く持たないといけない。そのためには倫理学を勉強しないといけないのです。空気を読むだけでは隠れたカリキュラムに流されてしまいます。

それでも、隠れたカリキュラムは時代とともに変わります。30年前～20年前と比べると、今の医局の雰囲気は良くなっていると思います。昔はパターナリズム、大学で言えば「白い巨塔」*、普通の病院でも医長や部長など偉い先生にはどんな間違ったことでもその誤りについて指摘はしてはいけませんでした。でも、今はそうではなくなりました。動きはゆっくりですが、確実に変化してきています。

嬉しいことに、プロフェッショナリズムは学習可能です。

米国医師会雑誌でW・レヴィンソン先生（トロント大学教授）がケーススタディーに解説を加えて連載しています。これは本になって翻訳も刊行されています**。また、我々も、隠れたカリキュラムに立ち向かうための本を刊行しました***。それは学習可能なスキルなのです。この人はいい人だから良い医師になる、この人はもともと生まれつき性格が悪いから悪い医師になる、というのではなく、学習可能なスキルです。倫理感の無い医師は、それまで倫理の学習機会がなく、現場でみたのは隠れたカリキュラムのみだった、そういうことが多いのです。この学習環境を変えて、プロフェッショナリズムや倫理を学ぶ機会を与えて、カリキュラムを整

*白い巨塔：山崎豊子の長編小説の題名。浪速大学に勤務する財前五郎と 里見脩二という対照的な人物を通し、医局制度の問題点や医学界の腐敗を鋭く追及した 社会派小説である。山崎豊子作品の中でも特に傑作と名高く、1966年に映画化。
**「日常診療の中で学ぶ professionalism」、カイ書林、2018
***「日常臨床に潜む hidden curriculum―professionalism は学習可能か？」、カイ書林、2019

えるのがわれわれの役割です。

■女性医師が担当すると病状が良くなる理由

アメリカのホスピタリスト対象の研究によると、「女性医師が担当するほうが、男性医師が担当するよりも患者さんのアウトカムは良い」ということがわかりました＊。

女性と男性の病院総合医のどちらが主治医になると予後が良いか、という研究です。アメリカのホスピタリストの担当ケースは入院時に無作為に決まるので、自然にランダム化した研究デザインとなります。そのため、バイアスは最小限となります。順不同の番号順で担当医を決めていますので、男性が重症を診たり、女性が軽症を診たりはしていないのです。また、そのようなケースミックスがないかどうかも検証した結果、それはありませんでした。でも、なぜ女性医師が担当する患者さんはより良くなるでしょうか？

私は、共感力の差だと思います。男性に比べて女性の医師の方が強い共感力を持つので、患者さんのことを真剣に思い、そして熟慮し、なんとかしてでも助けようと行動するからです。

＊ Yusuke Tsugawa, et al. Comparison of hospital mortality and readmission rates for medicare patients treated by male vs female physicians. JAMA Intern Med. 2017;177(2):206-213.

そのような共感について患者は鋭敏に感じ取ります。子どものときに病気になり京都で診てもらった先生には怖さではなく優しさを感じました。子どもの私にもそう感じたのです。だから注射さえ痛く感じなかったのです。もちろん、男性であっても、女性に匹敵するほどの共感力を持てば、男性医師でも大丈夫です。私は男性差別をしているわけではありません。

ところで、今はハンガリーの大学医学部に留学した日本人の学生さんが、どんどん帰国しています。江戸末期に帰国して明治維新に貢献したジョン万次郎のように帰ってきています。万次郎は男性ですが、ハンガリーの医学部に留学している日本人学生の過半数も女性とお聞きしています。

初期研修のために帰国する彼女らはすでに臨床的実力があります。初期研修医のスタートの時点ですでに、ケースカンファレンスで上手にプレゼンテーションができます。いろいろな質問にも適切に答えられます。このような実力はどのように身につけたのか、私は帰国者たちに直接尋ねました。

ハンガリーでの大学医学部の定期試験はほとんど口頭試問です。ハンガリーの大学での口頭試問では一夜漬けは通用しないとのことです。口頭試問で追求すると、勉強しているか、いないかはすぐわかります。ハンガリーでは、厳しい試験を突破しないと卒業できない仕組みになっています。

また、ハンガリーの医学部の先生方はどんな先生かを尋ねました。多くが女性だそうです。ハンガリーだけでなくルーマニア、ロシアもそうです。それだけでなく、東ヨーロッパではデフォルト（初期設定）で医師は女性なのです。日本ではデフォルトで医師は男性です。世界的にみると女性医師が多数派の国はかなりあり、ハンガリーなど東ヨーロッパなどもまさしくそうであり、しかも質の良い医師養成を真剣に行っているのです。

■医師は肉体労働者か？

医師は肉体労働だから女性には不向きだ、という説があります。だから男性がやるべきだという主張です。しかし、病院での風景をよく観察してみると、病院の中で最も肉体労働をやっているのは看護師です。ある研究では、患者さんの移動など、身体への荷重負担によって腰痛などの職業性疾患にかかっているのは看護師に多いのです。その多くが女性です。今、ロボティクスが発達しています。医療で物理的な力が必要な時代は終わったのです。

私が研修医のとき、医局で、ある男性指導医がこう言ったことがあります。「私は鉛筆より重い物を持ったことがない」と。私は驚きました。また、ある透析の先生は、「透析の穿刺用注射器より重い物を私は持ったことがない」。その場にいた看護師さんはどう思われたのでしょうか。まさしく、隠れたカリキュラムですね。

J大学の医学部幹部が記者会見で女性を合格させせない理由を何と言ったでしょうか?「コミュニケーションが良すぎるから」と言いました。「コミュニケーション能力が高いので、女性を入学させないようにしてしまう」と平気で言っていました。これを言って、記者たちが驚いたら、逆にその先生が驚いていました。ニュースでその姿を見て驚いたのは私だけではないでしょう。

■思いやり(compassion)

全国で展開している「闘魂外来」の原点は水戸でした。水戸で毎月の第1日曜日に朝から夜まで闘魂外来をやっていました。全国から医学生たちを集めて、救急外来の患者さんを診療するのです。医学生たちが主役であり、観察型でもなく、単なる参加型でもありません。私は「臨床主役型実習」と呼んでいます。しかし、闘魂とは他人と闘うことではありません。自分自身との闘いです。重症の患者さんがどんどんやってきますが、どんなにつらくても断らない、黙々と診療を進めていくための、自分との闘いなのです。

闘魂外来の朝、医学生を病院のカンファレンス室に集合させて最初にやるのが闘魂注入です。臨床現場で重要なことを伝授するのです。そこでお話しします。まず大事なのはPassion。情熱ですね。闘魂外来に来る学生さんには、「持ち物はPassion」と書きました。「Passion忘れないでね」と言いました。

しかし、実はPassionだけではいけないのです。なぜでしょうか。Passionだけ持ってきて、あと忘れた人がいました。どうなったかと言いますと、バトルロイヤル＊です。

チーム内のコミュニケーション不足で、「自分がやる！自分にこの穿刺をさせてくれ！」と、同じチーム内の他のメンバーを押しのける。心臓マッサージしているとき、「どけ、俺がやる！」それでは、チーム全体としてのパフォーマンスは低下します。

情熱よりも、臨床現場で必要なのは、「compassion（思いやり）」です。これこそがハイパフォーマンスチームの重要条件なのです。

ダライ・ラマさんも言われています。Twitterでは毎回、ダライ・ラマさんはすばらしいことを発信していますが、そのツイートにはcompassionということばがキーワードとして出てきます。「人類が滅びないために必要なのはcompassionです」と。しかし、なぜcompassionなのでしょうか。compassionについて、私が深く反省したケースをご紹介します。

＊プロレスリングで、多数の レスラーがリング上で戦う試合方法

□ケース3：原因不明の寝汗

症例は82歳男性。1週間前からのひどい寝汗。血液検査と検尿は異常なし。既往としては高血圧と糖尿病、そして大動脈弁狭窄症で手術（10年前）、ワルファリンを飲んでいる。たばこは30年前にやめていますが、それまでは大量喫煙。お酒は泡盛を1日2合。寝汗は何を考えますか。胸部X線、エコー異常なし。生化学的検査でも特に新たな異常データもありません。

実は、この症例は私の父親です。父は私に電話をかけてきました。当時私は関東に住んでいました。寝汗はお酒の飲みすぎではないかと考えました。

身近な人が症状を呈するとき医師は過少評価します。これにはさまざまな研究があります*、**。医師は自分の周囲の人が病気になると過小評価するのです。同僚の医師や自分の家族などが病気になったときです。根拠もなく、たぶん大したことはないのではないか、と。

*医療者が病気になると、診察にバイアスがかかる：Crawford R. The sick doctor: who cares for the carers? N Z Med J. 1988 Apr 13;101(843):166-7.
**医師が病気になって、同僚の医師が診ると、ちゃんと診察されないという研究がある：Tyssen R. The physician-patient relationship when the patient is a physician. Tidsskr Nor Laegeforen. 2001 Dec 10;121(30):3533-5.

また、糖尿病で薬も飲んでいたから低血糖ではないか。しかし、これらの仮説は偽りでした。夜間に測定した血糖値は正常でした。その後しばらくして、外来受診のとき、かかりつけ医である医師から電話がかかってきました。「全身の診察で喉を診たら左の扁桃の後ろに腫瘤がありました。頸部の診察をするとリンパ節が腫れていて、硬いのです」と、連絡がありました。その病院で直ちに耳鼻咽喉科で生検をしてもらうと結局、咽頭がんでした。その診断が下されたのは私がちょうど沖縄に帰る直前でした。その後、約1年間も化学療法と放射線療法などをしてもらいましたが、半年後に肝転移がみつかり、発症して1年半後に亡くなりました。

私は自分の父の死を経て、自分自身が過小評価していたことを悔やみました。寝汗がある、と父から最初の連絡を受けたときに、なぜもっと真剣に考えてその原因を迅速に追求しなかったのか。父の変だという訴えに対して、すぐに根拠無くたいしたことはないだろうと思っていた、この私に欠けていたのは何か？

私に欠けていたのは、共感力と思いやりであると自覚しました。それ以来、私が心に誓ったことがあります。患者さんがどういう人でも、「何かおかしい」と本人が言ったときは、絶対に過小評価はしない、ということです。それを実行するための原動力は、共感力と思いやり、です。

共感は相手の立場に立って考えること。最近の医学生は医療面接で学んでいるのでこの言葉は知っていると思います。しかし、真の意味で実践するのは難しい、けれども我々は実践しなければならない。

□ケース４：喘息死

40歳代の男性です。喘息重責による死亡でした。関西空港から飛行機に乗って那覇空港で降りた直後に心肺停止し、病院に搬送されました。

私のいとこが亡くなったのです。その家族から私もすぐに呼ばれました。まだ第一線で仕事をしていたいとこが、喘息死したことに、病院で勤務していたときには何度も経験していたことでも、私にとってはたいへんショックな出来事でした。

駆け付けた奥さんの話では、本人と電話でやり取りをしていたことがわかりました。飛行機に乗る前から喘息発作を起こしていたのです。実は、飛行機の中で喘息発作を起こすことはよくあります。酸素分圧が低いのと機内の空気が乾燥しているので発作を起こしやすくなるリスクがあるのです。

しかし私は、そのときにこう考えていました。「そのときに喘息発作をとらえて飛行機に乗らなければ死ぬことにはならなかったかもしれない」。たしかに医学的には正しいことかもしれません。しかし、そのような責任論は周りの人を追い込むことになります。

ところで、診断エラーという問題が最近注目されています。私は、その最初の国際会議に出席する機会を得ました。２０１０年頃になります。私は、診断エラーの原因の多くは共感力不足だと思います。次のケースをみてみましょう。

□ケース５：2019 年のある報道ケース

１３歳の男の子が頭痛、嘔吐、下痢である町立病院を受診しました。急性胃腸炎ということで帰されました。その直後に心肺停止しました。亡くなって剖検したら脳内の嚢胞が出血していました。脳ヘルニアを起こしていました。判決が下され、７，７００万円の賠償が確定しました。

裁判官が言ったのは、ＣＴを撮っていれば救命できたはずである、とＣＴを撮らなかったことがよくない、とのことでした。でも、なぜＣＴを撮らなかったのでしょうか。私はその判決文の資料を見ましたが、判決文の文面だけでは難しいと思います。いや、カルテをみても診断エラーの原因がわからないことはかなりあります。

エラーケースでは、その患者さんが病院では具体的にどのような症状だったのか、そしてその医師がどこまでわかっていたのか、これらをリアルタイムで可視化されたデータが提示されなければ、わからないのです。ただ確実に言えることは、急性胃腸炎とか急性上気道炎という診断では、普通ＣＴは撮らない、ということです。

この医師が急性胃腸炎と診断したことが原因だったとなる。しかし、それでは診断エラーの根本原因はわかりません。医療安全では、根本原因を突き止めて、そこを直していく作業をしなければ再発予防にはならないのです。

単に、その医師が診断ミスをしたと言って終わり、でよいのでしょうか。その症状の内訳をもう一度みてみましょう。下痢と書いてあります。嘔吐と下痢があれば、急性胃腸炎を第一に想起することが多いと思います。そして、急性胃腸炎では、頭痛をきたすこともあります。

多くの診断エラーの根本的な原因は共感力不足

エラーを起こす原因として医学的知識もあると思いますが、それ以上に共感力が弱いことが決定的な根本原因なのです。予診票やカルテに書かれた症状のリストだけを表面的にみて直感的に診断してしまうだろうと思います。特に既往のない中学生の嘔吐と下痢、頭痛。はい、これは急性胃腸炎。という具合に診療をしてしまうのです。いくら医学教科書内容を頭の中に叩き込んで覚えても診断エラーを起こすリスクは減らないと思います。

患者さんのことを心配する、患者さんの立場になって考える、そしてなにか重篤な病気が隠れていないかどうか真剣に診る、ということです。この共感力こそが診断エラーを減らすのに最も大切なのです。

患者さんの病態を詳細に聞き取り、丁寧に診察をして、寄り添いながら診ていたら、単なる急性胃腸炎ではおかしい、ということがわかったと思います。

最近、画像や検査の解釈ではＡＩが医師を超えてきています。人工知能の機械学習でディープラーニング*が可能になり、放射線科の読影医、病理診断医、眼科のエキスパート、皮膚科のエキスパートより診断ができるようになってきています。

21世紀の医師に必要な資質とは何か？ それは機械ができないことです。共感力です。ＡＩには思いやりの心はありません。

心に不安がある患者さんは、何度も訴えてきます。それでも、根気よく、オープンマインドで受け入れるべきです。これが闘魂イズムなのです。医療面接では、１００％相手の訴え

＊ディープラーニング（深層学習）：人間が自然に行うタスクをコンピュータに学習させる機械学習の手法のひとつ。

を受けます。不定愁訴も受けます。その代わり、自分自身は120％の力で集中することです。そう考えると、不定愁訴も黙って聞いたら、そんなに長くは続かないのです。もし長いと感じるのなら、別途外来時間をセットして面接のために充てるのです。

□医師への信頼が揺らいでいる

最近世界中で問題になっているワクチン接種への反対運動の根本原因は何でしょうか？世界中でワクチンは打たないほうがいいというプロパガンダが広がっているからです。特に先進国においてです。ワクチンに対する信頼は、実はアフリカの人々が世界一高いのです。これは世界的な世論調査を行ってわかったことです。逆に、世界一ワクチンに対する信頼性が低い国はどこでしょうか？残念ながら日本なのです。これは権威ある科学ジャーナル「Ｎａｔｕｒｅ」誌に載っています*。

最近、日本では、子宮頸がんに対するワクチン反対も続いています。しかし、このワクチンに対する信頼性が低下しているのはなぜでしょうか？

これは医療者、特に医師に対する、人々の信頼性の低下なのです。医療従事者、病院、診療所、医師、への信頼です。予防医療やワクチンの重要性について、ロジックを述べて、人々を上から目線で、医師の言うことを聞け、という論調では人々からの信頼性は回復し

* Japan and Ukraine most likely to doubt safety of vaccines. Nature. 19 JUNE 2019
https://www.nature.com/articles/d41586-019-01937-6

ないと思います。

一方で、病院に行くと早死にする、がんは放置せよ、などという本がベストセラーとなっています。このような、医療不信を煽る医師の責任は重いと思います。ワクチンのロジックをきちんと述べることももちろん重要ですが、同じ高さの目線で根気強く説得を続けることです。医療の信頼回復に対してわれわれはもっと取り組まなければならないと思います。

患者さんには、本当は医師にもっと聞きたいことがたくさんあると思います。しかし、医師は話す時間のタイミングを与えてくれない。それが原因で医師への信頼が低下しているのです。この状況はすでに医師が患者さんに不信感を持っていることを示しています。患者さんの言っていることを医師が聞かない、というのは、医師が持つ不信感の初期症状です。その初期症状を医師が持つとき、患者さんは医師に対して不信感を持ちます、不信感は、作用・反作用の法則を持っているのです。これだけは、高校物理のニュートンの運動の3法則*を使ってください。

＊ニュートンの3つの法則
第1法則（慣性の法則）：
物体は外部から作用を受けなければその速度は一定である。動いているものは動き続け、止まっているものはいつまでも止まっている。
第2法則（力の定義）：
物体の加速度は物体に作用する力に比例し、物体の質量に反比例する。
第3法則（作用反作用の法則）：
物体が他の物体に力を及ぼす時、その物体は同じ大きさの反対向きの力を他方の物体から受けている。

報復の連鎖ではなく、恕（ゆる）すこと

報復の連鎖は恐ろしいものです。真珠湾攻撃は日本からのアメリカへの報復でした。満州に日本軍が攻めたときに、アメリカが認めなかった。満州を返還せよというアメリカへの日本からの報復です。

日本人は、夏目漱石の小説「坊っちゃん」を再読したほうがいいと思います。坊ちゃんの最後はどうなったでしょうか？赤シャツと狸に報復しようとして失敗しました。夏目漱石がそのことを皆に教えようとしたのです。倍返し計画は最終的には必ず失敗するのです。

１０５歳で亡くなられた日野原重明先生は「平和のために最も重要なことはゆるす（恕す）ことだ」と言っていました。この漢字は、女性の心を持って口から出る、という字体からできています。「もう恕すから、二度とするなよ」という言葉を出すことです。

21世紀の医師は、女性だけでなく、男性医師も、患者さんやご家族、そして仲間の医療従事者に対して、共感力、思いやり、そして恕す心を持ち、生きていってほしいと思います。

□優しさを持つ医師をどう育てるか

最近、ライオンについてのおもしろい研究が発表されました。それによると、「ライオンキング」は、うそだそうです。オスのライオンは、ライオンの社会にほんの少ししか貢献していないのです。ライオンキングはメスライオンなのです。「ライオンキング」の主人公はメスのライオンにしなければいけない。子育てをしないオスのライオンはライオン社会全体での地位は低いのです。

人間でも、子育てはなぜ女性が全てしなければならないのでしょう。むしろ男性医師が優しさを習得する機会として捉えてほしいと思います。やさしさのない男性医師には子育てをさせましょう。イクメンです。

子育てのときに出てくるホルモンがあります。下垂体前葉から出るプロラクチンです。これは脳科学的にみると平和のホルモンで、プロラクチンをたくさん分泌している人はやさしいことがわかっています。だから授乳期の女性はやさしいのです。

子どもを育てるときに優しくなる。優しさを学習する。これは男性にとってもよい学習チャンスです。また、子育てにはメリットがあります。フリーな時間がもらえるからです。子どもを3人くらい育てるときに、3回まとまった休暇を取れることになります。このとき好きな臨床研究ができ、オンラインで学位も取れるのです。私たちがハーバード大学と共同で行っているオンライン臨床研究コースがありますが、多数の若手医師が出産育児の休暇を利用してコースの学習を並行して行っており修了しています。女性は妊娠したら研究をするつもりで準備されるとよいでしょう。病院勤務ではできなかった時間管理ができやすくなるからです。

こんな貴重な長期休暇は有効に利用すべきです。ある病院の医師同士のカップルは、赤ちゃんが生まれてから、交代で1か月単位で休暇を取りました。2人ともその間に本の分担執筆をしていました。有意義な勉強になる時間を与えてくれた、と二人はとても喜んでいました。このように頭もよくなるし、やさしくもなれるのです。

子育て以外の方法で優しさを養成する方法もあります。小説や映画などのアートに接してほしいと思います。アートに接する時間で共感力が鍛えられます。共感力は優しさの栄養素です。しかし、例えば映画ではジャンル選択を慎重に行いましょう。ギャング映画だと、余計狂暴になるかもしれません。ジャンルを賢く選ぶのに参考になるのは、シネメデュケーションの参考書です。推薦映画のリストが記載されています。医師のみなさんに私はシネメデュケーションを勧めています。

日本にはいい映画がたくさんあります。病気になる主人公の映画、医師が登場する映画、これはお勧めです。自分自身の医療で気づかなかったことを、映画や小説で気づくことがあります。それがアートであり、現場でも思い出しながら、優しさを学ぶことができると思います。

■バーンアウトについて

医師のバーンアウトは今、世界的に問題となっています。バーンアウトの3大症状の一つに脱人格化があります。「まさかこの人が！」といわれるようになります。もともとてもいい人がイライラして人格が変わったようになります。実はバーンアウトなのです。

この医師のバーンアウトでも診断と治療が必要です。バーンアウトの早期発見と当該医師に対するコーチングをスタートするとよいでしょう。ハイリスクなのは、過重労働の医師です。21世紀の医療はチームで行いますから、患者さんの治療を全部自分一人だけでがんばるしかないというより、むしろチームとして皆でみることに徹底するのです。

看護師さん、リハビリの技師さん、病棟薬剤師さんなど医療のプロ集団が多数いるのです。これらの頼もしい人たちと一緒にチーム医療を行うことでバーンアウトのリスクを下げることができます。チームで医療をやるのがバーンアウトのリスクも減り、患者さんのためにもいいことがわかったと思います。複数の医師が診ると診断エラーも減ることがわかっています。また、子育ても、お爺さん、お婆さんたちにも参加してもらいファミリーでやる。これで育児でのバーンアウトも減ります。

□21世紀の医師の地球的役割

21世紀の医師の役割として、私たちが今後もっとなすべきことは、危機に対する行動です。沈黙は危機が悪化することへの賛成票です。

惑星地球は今たいへんな危機的状況に陥っています。地球の存在にかかわる問題があまりにも多すぎます。

Physicians for social responsibility（PSR）という国際医師団体があります。1980年代に当時、ソ連のゴルバチョフ大統領とアメリカのレーガン大統領に直接書簡を送って、現状のままでは核戦争によって人類は絶滅する危険性がかなり高いという意見を送りました。その結果、核軍縮が一気に進んだと言われます。ゴルバチョフ氏はその数年後、「あのときに医師集団に言われたから、われわれは動く決意をしたのだ」と述べています。タカ派のレーガンを説得して核軍縮で何万発もの核弾頭を何千発まで減らしたのはゴルバチョフ氏です。彼を説得したのは医師集団だったのです。

現在地球規模での危機的状況の重要課題と言えるのは、核戦争だけではなく、地球温暖化、そしてテクノロジーの脅威です。「ホモサピエンス」の著者ハラリ氏もこの3つをあげています。これらに加えて、感染症の脅威もあります。もっとわれわれはこれらの問題に行動すべきです。

Lancet誌は最近Lancet Planetary Healthという姉妹誌を発行しました。これを読むと、現在地球はいかに危機的かがわかります。日本のメディアの記事にないことが書かれていて、いかに地球が危機に見舞われているかが理解することができます。

しかし、これに対してなぜ医師が行動しないといけないのでしょうか。医師は病気の人を常に診ているから、本当に病気になったらどうなるかを一般の人より良く知っているからです。

核戦争や温暖化でどのような健康被害が出るのかを皮膚感覚でわかっているのが医師たちです。また、医療事故もそうですが、「起きてはならないイベント（ｎｅｖｅｒ ｅｖｅｎｔ）」が起こるということも知っています。だから医師が発言すべきなのです。21世紀の医師は、そのような視点を持つことが必要です。世界中の医師の中で、日本の医師集団が率先して行動するときが来たと思います。沈黙を破るときが来たのです。

付録

付録 1　平和といのちを育むことば

第 1 章　平和といのち

◆戦争というものは人の心を殺すものです．戦争は人のいのちを奪うことです．人間に与えられたいのちを，武器を持って，全部のいのちが殺される．（日野原重明）

◆将来の日本を作る子どものためには憲法の本当の意味を教えて，いじめが子どもに増えてくるけれども，お互いに許し合うということがあれば，いじめはなくなる．小学校に毎月 1 回，「いのちの授業」をしに回っているのも，私のこれからの生き方になってきたのです．（日野原重明）

◆患者さんがどんな病気を持っているかではなく，この病気を持つ患者さんはどういう人かを知ることのほうがはるかに重要である．（ウイリアム・オスラー）

◆医師にとって最も重要な資質とは何か．それは沈着な姿勢，平静の心である．（ウイリアム・オスラー）

◆医師は病を癒すだけではなく，世の人々に健康の法則を教え，伝染病や疾病の予防に努めるという点で，我々が担う使命は極めて大きく崇高である．こういう主張を掲げて我々医師が世間に挑戦することは，決して無意味なものとは言えまい．（ウイリアム・オスラー）

◆我々には理想がある．理想を持つこと自体大きな意味があるが，それにもまして，その理想は実現可能なものである．…一般の医師は，世の人々のために熱心に働く．この自己犠牲を伴う献身的な態度が，ひいては立派な仕事の刺激となるのである．（ウイリアム・オスラー）

◆戦争は魂を粉微塵に吹き飛ばす，という点だけは申し上げておきたい．この大戦において，人間性というすこぶる繊細な感性は，原始的な野蛮行為の波を食い止めるために文明がいかに無能であるか，宗教がいかに無力であるかを知って衝撃を受け，麻痺状態に陥ってしまった．有史以前と以後とを問わず，歴史の頁は黒く塗りつぶされてはいるものの，これほど長期にわたり集中的に行われた受難の時期は，人類史上いまだかつてなかったものである．（ウイリアム・オスラー）

◆1916年初頭，私は英国タイムズ紙に次の寄稿文を寄せた．『報復への叫びは，戦争が分別ある人間をも極悪非道な精神状態に突き落とすことを物語っている．私は無抵抗主義ではなく，やむを得ぬ場合には防戦する者だが，どんなに激しい挑発を受けようとも，罪なき者達の血で我々国民の手を染めるべきではないと信ずる．この点に関して，我々は流血の罪を犯してはならない．』（ウイリアム・オスラー）

◆われわれ医師が，グローバル規模で行うべきことで，最も重要なこと、それは戦争をさせないことです．（日野原重明）

◆許すことができれば戦争，殺し合いは起きません．そして私は今度の東日本大震災をもって世界平和のきっかけにする運動を世界中に起こそうではないかと思うのです．そのためには，少なくとも，もう10年現役で頑張らなくては…（日野原重明）

◆普天間基地の問題も平和に向けて解決しなければならない重要な課題です．私は以前から沖縄住民にこの先10年の猶予期間をもらい，その間に在日米軍が撤退し，自衛隊も武器の使用を放棄する，という提案をしてきました．（日野原重明）

◆私は日本から武器をなくすことこそ，世界平和の第一歩だと信じ，110歳まで生きて，この運

動に全力を注ぎたい.（日野原重明）

◆こうした活動への賛同者を一人でも多く得るためにも，65歳以上を老人とせず，少なくとも85歳までは自立した生活が続けられるよう，健康運動のキャンペーンを日本中に広げたいという思いも新たにしています.（日野原重明）

◆この心臓の音はいのちそのものではありません．一人一人の人間のいのちとは，生きている時間なのです．大切なのはこのいのちをどう使うかです．どう使うかが大事なのです．良く生きるとは，皆のためにいのちを使うことです．特に平和を達成するために使うことです.（日野原重明）

◆医師と医療従事者が，平和を維持し促進するための行動をとることが，すべての人々の健康を保持するのに最も重要である.（WHO 決議書）

◆社会的な不正義の状況のなかでのプロであるところの医療人の沈黙は間違っている，沈黙は今や政治的である.（Dr Donald M. Berwick）

第2章　琉球の平和主義から学ぶ

◆しかし，核兵器はなくせます．システムとしての核兵器を廃絶すべしということです．医師はこのような視点から核廃絶の運動を行うべきです．（徳田安春）

◆戦争はひどい．基地を支えていること自体がその戦争に加担している．辺野古の人たちは，そこに気づくようになったのです．だから基地に反対するのです．（徳田安春）

◆私は医師として，このような患者さんを毎日診察し，基地の島での歴史の影響を感じています．沖縄の伝統的な生活習慣を子供の頃から身に付けていた戦前生まれの人々が比較的に長生きしているのに，戦後生まれが米軍由来の生活習慣を子供の頃に身に付けてしまい，早期に死亡しているのです．（徳田安春）

◆「正しい」歴史をみれば，沖縄が辺野古新基地建設に反対する理由は当然です．日本政府は正しい歴史を隠さずに次世代の若者に伝えるべきです．（徳田安春）

第3章　対話編その1「平安山英盛先生と語る医師の平和活動」

◆沖縄県民が，「はい，ここに基地を作ってください」と言って作られたのは一つもありません．（平安山英盛）

◆これこそが医の倫理と思います．医師だからこそ一人一人自分で考える．自分自身の倫理観で考える．プロフェッショナリズムを持った医師であればそれができると思います．（徳田安春）

◆辺野古には何度も行きました．私が行って挨拶すると皆拍手して喜んでくれました．テントを張ったその下には，ほとんど高齢の方もおられる中で，勇気を持って抗議活動をしています．私も一緒に座り込んで活動をしました．その場からフェイスブックで動画も流しました．（平安山英盛）

◆沖縄県民全員がそろって大規模抗議活動をしていたら，要望は当の昔に勝ち取っていたと思います．何かあるたびに，たとえば「辺野古に基地を作ってもいい」とか，一部に反動の逆流があるものだから，それを利用して基地を維持しようとする．上からの分断，下からの分断，両方があるわけです．沖縄はそれに翻弄されてきました．（平安山英盛）

◆医師は人の命を救うのが使命です．そこから出発すべきです．命を大事にする．そして命を一番粗末にするのが戦争と暴力です．暴力を否定し，ものをすべて非暴力，話し合いで解決する．医学だけに閉じこもっていたら戦争の中でからめとられるかもしれないと危惧します．（平安山英盛）

◆日本が歴史上やってきたことの反省や謝罪がなしに戦後が始まり，何となく復興し，何となく日本という国ができてきた．そういう事実は歴史になかったことにしようという意見がまかり通っています．（平安山英盛）

◆心からの謝罪がないものだから，なんとか政権同士のやり取りで個人の補償問題まで解決したと思っているわけです．日韓条約という文章には記載されていますが，心がこもっていないのです．本当に苦しんだ人たちに謝罪する気持ちがあったかどうか．あるのなら，条約だけで解決しようということにはならなかったと思います．（平安山英盛）

◆われわれはあきらめてはいけないと考えます．それが一番です．非暴力で話し合い，医師としての命を助けるための活動を続けたい．そういうことを訴えていく限りは共感を得られると思います．（平安山英盛）

◆危機感は感じます．戦争を経験された方々が亡くなってきています．直に話を聞いたという経験は大きいのです．自民党の中でも戦争経験者は安倍政権に反対しました．今はアドバイスする人もいません．「語り部」は大変重要です．われわれは語り部にはなれないけれど，戦争の話を直に聞いてきたので，語り部のようなことはできます．（平安山英盛）

◆命を大事にする．命を粗末にするようなことに対しては断固として反対する．命を守るためには，ヘイトスピーチに対しても敏感にならなければなりません．（平安山英盛）

第４章　対話編その2「日野原重明先生と語る医のアート」

◆医の技（ぎ）という字を書いてもいいのですが，技というと単なるテクノロジーになりますから，私は「医のわざ」というふうな言葉で表現すると，アートらしい表現ができるんじゃないか，そう思っています．（日野原重明）

◆タッチされる人の問題とか，心情あるいは素質，環境とかいうものに，私たちがどのようなアプローチをすればよいかということを考えながら，患者さんにアプローチをする．そういう必要があるの

で，やはり単なる科学ではなくてそれはアートでもあるという，この両面があるのではないかと思います．（日野原重明）

◆宗教的な考えが理解できる，たとえ自分にそういうものがなくても，相手の患者さんがそういうものを持っていれば理解できると同時に，自分を絶対化しないように持っていくような一つのトレーニングというか，雰囲気の中に自分をおくことが大事になりますね．視点を変えてみる．（日野原重明）

◆主治医というのは，その病人に一番責任をもつ医師ということで，アメリカでは主治医ではなしに担当の医師と言います．アテンディング·フィジシャンというのがほんとうの主治医なのです．（日野原重明）

◆人の苦しみ，痛みがわかると同時に，自分だったらどうかというふうに，いつも自分に置き替えて判断をする．その患者さんが自分の子どもだったら，奥さんだったらどうするかという気持ちに，ちょっとすり替えて考えてみればいいと思うのですね．（日野原重明）

◆日本においては宗教，とくに仏教などでは，生き物を大切にするという教えがあるんだけれども，宗教と科学は全然別個の世界だということ，両者は両立しないとか，相反するものだという受け止め方が，日本では科学者の間で強かったのではないでしょうか．（日野原重明）

◆アート·オブ·メディシンにかかわる人は，医師であり，哲学者であり，ある場合には神学者であり，そしてかなりの技術を持っていたという多彩な選手だったんですね．それがだんだん分かれて専門家になり，テクノロジーだけを持つというようになってきたので，全体を忘れるということが自然と起こってきたんじゃないかと思いますね．（日野原重明）

◆医学というのは終生，勉強し続けなくてはならないもので，学習を習慣づけるのが大学の仕事です．大学では各論はあまり教えなくてもよい．習慣をつけることが必要であって，若干の本質的なことさえ教えればよい，こういうことを書いたオスラー先生の文を私は読んで，なるほどそうだと思いました．（日野原重明）

◆私たち医師だけが患者さんの行動をすべて変えることができると考え過ぎると，とんでもない．医師以外の人々に，そういうふうなことに参与してもらい，私たちはデザインをする．そういうかた

ちになるのが，これからの医学であると思います．（日野原重明）

◆文字や画像による勉強より，聞くこととしゃべることによる勉強の方が人類の歴史ではずっと長いですので，学習方法としての進化論的な基盤は，むしろ聞くこととしゃべることにあると思います．私のプログラムの1年目研修医のみなさんには，医学生を捕まえてどんどんレクチャーしてください，と申し上げている次第です．（日野原重明）

◆インターネットの普及が進んでいますので，単なる知識の習得を目標にするのではなく，学会等では問題解決スキルを学ぶことができる機会にしてほしいですね．そして様々な人々と交流をすることですよね．そういう意味では，国際学会などにもどんどん参加した方が良いと思います．（日野原重明）

◆私は将来，患者さんというのは上手に言語化をするように指導すれば，診断学の本は書き換えられると思います．診断学は医師と患者さんが一緒に書くべきものと思います．なぜなら私たちは自分で病気を体験してないから．そういうことで患者さんからもっと聴く，あるいは患者さんが話しやすいような態度を，私たちは示すようにすべきだと思います．（日野原重明）

第5章　21世紀の医師に求められる資質

◆その瞬間，急性リウマチ熱の注射の感覚を思い出しました．私はこの2つの病気を患者さんとして経験し，医師の資質に対して考えるようになりました．患者さんにとって，相談しやすい，やさしい医師が良いのです．これが21世紀の医師に求められる資質と考えます．（徳田安春）

◆医師としての重要なスキルとして，人間を人文科学的に理解することができる能力が大切なのです．（徳田安春）

◆オスラー先生は medicine のことを何と言われたのでしょうか．Medicine is art based on science. と述べられたのです．英語の原文では，まずアートが先に来ています．どちらが優先すべきかと言うと，アートなのです．（徳田安春）

◆医師になる人には共感力が必須です．患者さんや患者さんの家族の立場を理解することのできる共感力です．（徳田安春）

◆嬉しいことに，プロフェッショナリズムは学習可能です．（徳田安春）

◆私は，男性と女性に共感力の差があると思います．男性に比べて女性の医師の方が強い共感力を持つので，患者さんのことを真剣に思い，そして熟慮し，なんとかしてでも助けようと行動するからです．（徳田安春）

◆情熱よりも，臨床現場で必要なのは，「compassion（思いやり）」です．これこそがハイパフォーマンスチームの重要条件なのです．（徳田安春）

◆私に欠けていたのは，共感力と思いやりであると自覚しました．それ以来，私が心に誓ったことがあります．患者さんがどういう人でも，「何かおかしい」と本人が言ったときは，絶対に過小評価はしない，ということです．それを実行するための原動力は，共感力と思いやり，です．（徳田安春）

◆私は多くの診断エラーの根本的な原因は共感力不足だと思います．（徳田安春）

◆患者さんのことを心配する，患者さんの立場になって考える，そしてなにか重篤な病気が隠れていないかどうか真剣に診る，ということです．この共感力こそが診断エラーを減らすのに最も大切なパワーなのです．（徳田安春）

◆報復の連鎖ではなく，恕（ゆる）す．（徳田安春）

◆21世紀の医師は，女性だけでなく，男性医師も，患者さんやご家族，そして仲間の医療従事者に対して，共感力，思いやり，そして恕す心を持ち，生きていってほしいと思います．（徳田安春）

◆21世紀の医師の役割として，私たちが今後もっとなすべきことは，危機に対する行動です．沈黙は危機が悪化することへの賛成票です．（徳田安春）

◆なぜ医師が行動しないといけないのでしょうか．医師は病気の人を常に診ているから，本当に病気になったらどうなるかを一般の人より良く知っているからです．（徳田安春）

付録2　平和といのちを学ぶための9冊の本

1 西田幾多郎．善の研究．岩波文庫，1979．
真の実在とは何か，善とは何か，宗教とは，神とは何か――．主観と客観が分かたれる前の「純粋経験」を手がかりに，人間存在に関する根本的な問いを考え抜いた西田幾多郎（1870-1945）．東洋の伝統を踏まえ，西洋的思考の枠組自体をも考察対象とした本書は，以後百余年，日本の哲学の座標軸であり続ける．改版

2 池内了．科学者はなぜ軍事研究に手を染めてはいけないか．みすず書房，2019．
第一次世界大戦，ナチス期の科学者や日本の戦時動員体制から，安倍内閣による「防衛装備庁の安全保障技術研究推進制度」の詳細，大学や科学者コミュニティの実際，AI兵器・ゲノム編集，デュアルユース（軍民両用技術）のあり方まで．若き科学者に向けて普遍的かつ喫緊なテーマの全体像をはじめて記す．

3 大田昌秀．沖縄のこころ―沖縄戦と私．岩波新書，1972．
沖縄の心とは何か，それは第2次世界大戦での，住民の犠牲の重さを抜きにしては語れない．沖

縄は人口の3分の1を失ったが，考えればこの大きな犠牲は沖縄近代百年のあゆみの帰結であったといえよう．著者は身をもって体験した凄惨な沖縄戦の実相を掘り起こし，平和を求める沖縄の原点を語る．

4 琉球新報社．これだけは知っておきたい 沖縄フェイク（偽）の見破り方．高文研，2017．

米軍専用施設の70.4％が集中する沖縄．繰り返される事故や不祥事によって，負担は減るどころか増える一方．更に，ネット上には沖縄に対する心ないデマ・誹謗中傷が流布され続けている――．地元紙琉球新報社は，沖縄基地をめぐる虚構，虚像に対し，ひとつひとつ反証し，事実を実証してきた．

5 琉球新報社論説委員会 編著．沖縄は「不正義」を問う．高文研，2017．

本土マスメディアのいわゆる「沖縄報道」は，沖縄のかかえている問題の表層をかするだけの，ニュートラルな報道が圧倒的です．政府と沖縄県が対立情況にあるいま最も必要なことは，沖縄の主張を筋道を立てて，伝える．そのために琉球新報の社説を，ぜひ本土の人にも読んでほしい．なぜ沖縄はこのように考え，判断し，主張するのか，沖縄は今どんな思いで，何を主張しているのか，歴史的事実をふまえて多くの人に共有してほしい．

6 カント．永遠平和のために／啓蒙とは何か 他３編．光文社古典新訳文庫，２００６．

自分の頭で考える．カントが「啓蒙とは何か」で繰り返し説くのは，その困難と重要性である．「永遠平和のために」では常備軍の廃止，国家の連合を視野に入れた，平和論を展開している．他３編を含め，いずれもアクチュアルな問題意識に貫かれた，いまこそ読まれるべき論文集．

7 ハンナ アレント．人間の条件．ちくま学芸文庫，１９９４．

条件づけられた人間が環境に働きかける内発的な能力，すなわち「人間の条件」の最も基本的要素となる活動力は，《労働》《仕事》《活動》の三側面から考察することができよう．ところが《労働》の優位のもと，《仕事》《活動》が人間的意味を失った近代以降，現代世界の危機が用意されることになったのである．こうした「人間の条件」の変貌は，遠くギリシアのポリスに源を発する「公的領域」の喪失と，国民国家の規模にまで肥大化した「私的領域」の支配をもたらすだろう．本書は，全体主義の現実的基盤となった大衆社会の思想的系譜を明らかにしようした，アレントの主著のひとつである．

8 ガンディー，獄中からの手紙．岩波文庫，２０１０．

１９３０年，ヤラヴァーダー中央刑務所に収監されたガンディーは，修道場でみずからの教えを実践する弟子たちに宛てて1週間ごとに手紙を送る．真理について，愛について，清貧について，寛容について，不可触民制の撤廃について，国産品愛用運動について…．ただただ厳粛なる道徳的観点からのみ行動した，「偉大なる魂」の思想と活動原理の精髄．新訳．

9 高草木光一，佐藤純一，山口研一郎，最首悟。思想としての「医学概論」いま「いのち」とどう向き合うか．岩波書店．2013．

「いのち」の危機の時代に，医学・医療を根源的に問い直し，現代社会の要請に応える新しい「医学概論」を構想すべく，4人の論者がそれぞれの立場と知見から医学・医療をめぐる問題群について論じている．

The Time When Physicians Break Silence

Prologue

I was born and raised in Okinawa. I also and graduated from medical school in Okinawa. I started my training as a physician in Okinawa Chubu Hospital, majoring in generalist medicine. Also I experienced clinical practice and study for several years mainly in the Kanto district in of Japan. The late Dr. Shigeaki Hinohara inspired me to have an interest for in peace and to discuss the issue with many people. At a party I asked Dr. Hinohara the following; "What is the most crucial action for health of all people?" In fact, as a generalist, I had such answers in my mind as infectious disease, smoking, obesity and so on. However Dr.Hinohara's answer was; "We must prevent war." It was a great shock for me. To prevent war had been outside of my thinking completely. It is the most crucial action for physicians to prevent war. I reflected that I hadn't really been aware of war in spite of being born in Okinawa. After that I came to be interested in activities that promote peace.

I have been back in Okinawa since 2017. Indeed I have now realized that it is important for physicians to consider peace. Therefore I always say to young physicians or medical students that the most crucial quality for physicians should be empathy. Not only physicians but also everyone needs empathy for people from all over the world. Every person, locality and country should understand each other's histories, enhance and keep their empathy in order to help everyone prosper together. It is necessary to know real history and foster empathy from there. It would be a great joy for the author if many people could come to consider peace by engaging with this book.

There are many people who helped bring this book to fruition. First and foremost, I would like to thank Dr. Shigeaki Hinohara and Dr. Eisei Hennzan who welcomed me into their room and shared with me their time, knowledge, thoughts, and experiences. Second, a huge thank you to Dr. Yukiko Takeuchi who kindly provided me a lot of documents indispensable in deepening my consideration of peace and life. And, finally, to the staff of Kai-Shorin Publishing LTD who helped with final preparations of the book.

Yasuharu Tokuda, MD

Chapter 1 Peace and life

The author starts chapter 1 with a report of the 105 year-old Dr.Shigeaki Hinohara' s interview of NHK war testimony archives which was on the air on August 9th, 2015. In this chapter, the author introduces firstly Dr. Hinohara's colorful episodes, and secondly describes Dr. William Osler's life history who was a common role model of both Dr. Hinohara and the author. Finally, the author writes about the history of the Okinawan War that the author's parents had told to him. The author asked Dr.Hinohara at an author's farewell party as follows; "What is the most crucial action for physicians from a global point of view?" In fact, as a generalist, the author had such answers in his mind as public health, preventive medicine, and so on. However Dr.Hinohara's answer was as follows; "We must prevent war." It was a great shock for the author. To prevent war had been out of his thinking entirely. It is the most crucial action for physicians to prevent war. The author reflected that he had been not aware of war in spite of being born in Okinawa.

Chapter 2 Learning point of pacifism of Ryukyu

The noteworthy point of national history is that the people of Okinawa had made a peace-loving country, the Ryukyu Kingdom. In order to prosper as a small island country, the Ryukyu Kingdom traded with neighboring countries economically, and selected peace-oriented diplomacy politically. The author considers that teachers of medical education must not hide any mistakes from neighboring countries such as the 731 military units or the human experimentation conducted in Japanese medical universities during the Second World War. To convey and to know the right history is crucial to fostering the power of pacifism and democracy.

Chapter 3 Dialogue 1 Physician's peace operation; dialogue with Dr. Eisei Henzan

Dr.Tokuda: I was originally trained in Okinawa Prefectural Hospital. Dr Henzan was one of the attending doctors. I thank you again. In this dialogue, I want to ask you what should be desirable for physicians concerning peace problems. Indeed, in contemporary society, I am convinced that physicians also have the role to do peace operation with wide field of view so as to show what physicians can do towards young physicians and general citizens. Dr. Henzan, you are now doing peace operations in Okinawa. Therefore I would like to ask you about this issue.

Dr. Henzan: First and foremost, physicians are concerned with life whatever their individual specialties are. To save life is a physician's mission. In this viewpoint, the most terrible event to waste lives is war. It is impossible for physicians to be apathetic in wars. No matter how devoted with current medical practice, physicians might be in danger if involved in activities like the Japanese 731 military unit during war, so as to do harm to others. That is a reason why physicians must have a habit of seeing things with wide field of view.

Chapter 4 Dialogue 2 Physician's art ; dialogue with Dr. Shigeaki Hinohara

The author presents in this final chapter a dialogue with Dr. Hinohara as follows which is a serial publication in the health letter for patients "Lessons for Care of Health" published quarterly by Kai-Shorin Publishing LTD.

1: Medicine started as art.
2: Physicians are required to possess both intelligence and feelings.
3: It is difficult to judge and experience is easy to call failure. (Plato)
4: What is an attending physician? What is consultation?
5: Physicians need to show their patients how to appreciate nature.
6: Let's consider bioethics.
7: What should we do to foster feelings.
8: The phrase "Daily Habits Disease" was born like this.
9: Patients choosing themselves means choosing wisely.
10: Effective education vs. Ineffective education
11: Education needs a proper system
12: What is "Hinohara Round" ?

Chapter 5 Qualities Required for 21 Century Physicians

The author often uses the case study method in order to teach medical students and residents. So he started chapter 2 by presenting two cases.

Case 1: Heart murmur of a child

The patient was seven year-old boy. He had joint pain of his both knees and elbows. His vital signs were as follows; Blood pressure 100/70, heart rate 90/minute, respiratory rate 30/minute and temperature 38.6℃ .

Case 2: Sudden hearing loss

A patient was a man who swam at a beach of Okinawa for a long time. He had hearing loss just after swimming.

Both patients were the author himself. The author came to consider a physician's qualities through the experience as the patient of his diseases. The author declares that a physician who is easy to consult with and who feels kindness might be best for a patient. Also he insists that such qualities might be required as a 21 century physician.

索　引

医師が沈黙を破るとき

2020 年 3 月 23 日　第 1 版第 1 刷 ©

著　　者　徳田　安春
発 行 人　尾島　茂
発 行 所　株式会社　カイ書林
〒 337-0033　埼玉県さいたま市見沼区御蔵 1444-1
E メール　generalist@kai-shorin.co.jp
HP アドレス　http://kai-shorin.co.jp/
ISBN　978-4-904865-49-1　C3047
定価は裏表紙に表示

印刷製本　小宮山印刷工業株式会社